Raphael Trotta

CLÍNICAS DIGITAIS

COMO FAZER SUA CLÍNICA CRESCER COM PREVISIBILIDADE, SEGURANÇA E TECNOLOGIA.

Estratégias com início, meio e fim para criar uma clínica ou consultório mais eficiente.

Copyright © 2018

Acesse:

www.clinicasdigitais.com

Bônus

Ao comprar o livro Clínicas Digitais, você ganhou um bônus que pode ser resgatado em nosso site. Basta acessar o link abaixo, em qualquer momento:

www.clinicasdigitais.com/bonus

Sumário

As Clínicas Digitais	13
Introdução	13
O futuro é hoje	15
A importância do improvável	19
Ficção ou probabilidade estatística?	22
As ondas de inovação na saúde	27
A próxima grande onda	30
O caminho das Clínicas Digitais	33
O impacto social das Clínicas Digitais	34
Como funciona o método Clínica Digital	36

Como as Clínicas Digitais Mudam as Vidas das
Pessoas 41
   Empreendedorismo 42
   Erros e aprendizados 45
   O surgimento de uma metodologia 48
   Motivação e propósito 49
   Uma doença ambulante e um profissional inspirador 50
   Uma surpresa agradável 52
   Inspiração para a vida 55
   Objetivos, legado e futuro 57
Parte 1: Competição, Diferenciação e Audiência ... 59
   O cenário de competitividade crescente na área de Saúde 59
      Competitividade e destaque 61
      Necessidade de diferenciação de serviços ... 63
         Primeiro pilar 64
         Segundo pilar 65
         Terceiro pilar 66
      As melhores maneiras para se diferenciar ... 67
         Diferenciação e geração de audiências ... 68
      Atenção: o alvo dos negócios 70
   O mundo cada vez mais digital 72
      As gerações serão diferentes 74
      Mudanças de comportamento do paciente ... 75
      Esse não é um comportamento pontual 77
      Com o pós-consulta não é diferente 78
Parte 2: Jornada do Paciente na Era Digital 81

A Jornada de decisão de compra	81
Os passos desse caminho e a história de Fernando	83
Experiência *Premium* para pacientes e a história de Beatriz	86
Consistência de comunicação e serviço	89
Às vezes, bom é melhor que ótimo...	92
Marketing em saúde	94
Sucesso do paciente	97
Marketing 4.0	99
Diferentes canais é que levam a Roma	101
Canais de marketing no universo digital	103
Atenção: é preciso primeiro fisgá-la	103
Assimilação: a busca por entendimento	104
Arguição: para esclarecer tudo	105
Ação: onde a escolha é feita	106
Apologia: o paciente faz propaganda por você	107
Dualidade *Online* e *Offline* e avanço multicanal	108
O caminho inverso das Clínicas Digitais	112
Um fluxo previsível e fluido de pacientes	114
Marketing errado?	116
Parte 3: Interação paciente-serviços	119
Processos que geram valor	119
Implementar e avaliar: melhoria contínua	121
Primeiro passo	122
Segundo passo	123

Processo de atração de pacientes (marketing) 124
   Como avaliar o processo 126
Processo de atendimento telefônico (vendas) 128
Processo de pré-consulta 130
   Algumas informações relevantes 130
Processo de atendimento 131
   Percepção de valor 131
Processo de melhoria contínua 132
Processo de encantamento no pós-consulta imediato 133
   Quer um exemplo? 134
Processo de fidelização e reforço de marca 135
   Quer alguns exemplos? 136
Processo de retorno 137
   Canais efetivos 137
Processo de inativação de base 138
Processo de engajamento de pacientes inativos 140
Monitoramento de KPIs e alinhamento de interesses 141
   Dicas úteis para começar 142
   Como fazer 143

Parte 4: 17 Passos Para Encantar o Primeiro Paciente 149
   Passo 1 - presença digital 150
      O conteúdo do site 151
   Passo 2 - Funil gratuito básico 153

As redes não podem ser o seu local principal — 154
Pense em quem é o seu leitor e no que ele quer ler — 155
Dicas de como escrever para a internet — 156
Mas, e as redes sociais? E o funil gratuito? — 157
O lado negativo — 158
Passo 3 - Funil pago com anúncios — 159
O que é e como funciona o Google Ads e outros — 160
Que tipos de anúncio criar nessas plataformas — 161
Passo 4 - conversão por agendamento *online* — 163
Passo 5 - conversão por formulário de contato — 164
Passo 6 - otimização do processo de atendimento telefônico — 166
Cuidados no atendimento telefônico — 167
A importância de mostrar valor para o cliente — 170
Melhoria e acompanhamento de KPIs — 173
Acúmulo de funções — 174
Independência de áreas — 176
Serialização de funções — 177
Passo 7 - Processo de pré-consulta ideal — 179
Passos importantes no processo de pré-consulta — 180
É importante mandar lembretes — 181
A escolha da ferramenta ideal para lembrar o paciente — 182
Passo 8 - ocupação da agenda do paciente — 184
Passo 9 - atendimento centrado no paciente — 186
Superestime o tempo de atendimento — 188

Se o tempo acabar, a consulta deve acabar — 189
O atendimento em consultório — 191
Passo 10 - processo de melhoria contínua — 194
Uma pesquisa com um viés diferente — 195
Passo 11 - NPS: ouvido nos promotores e detratores — 198
Vou te dar um exemplo prático — 199
É preciso saber lidar com as avaliações negativas — 201
Isso posto, voltemos para os processos — 202
Passo 12 - pós-consulta imediato — 203
Fluxo ideal de pós-consulta imediato — 206
Passo 13 - fluxos de pós-consulta para retornos e lembretes — 207
A importância da fidelização dos pacientes — 211
Não se esqueça de separar as origens — 212
Como fazer a retenção de pacientes? — 213
Passo 14 - rotinas de resgate, ativação e inativação — 214
O processo de inativação — 217
Processo de resgate — 219
Passo 15 - finanças relacionadas à aquisição — 221
O custo do paciente — 222
Nem sempre o caminho é claro — 224
Os dados necessários para o cálculo — 225
Passo 16 - cálculos de viabilidade - CAC, *Churn* e LTV — 226

Calculando o CAC	226
Voltando ao assunto...	227
Próximo número importante: o *Churn*.	228
Calculando o LTV	230
Resumindo	231
Passo 17 - avaliar resultados, investir e frear	232
Saúde da clínica	233
Isolando os fatores de influência	235
Para finalizar...	236
Parte 5: Processos de Manutenção e Segurança Futura	241
Processo de produção de conteúdo para atração	244
Assessoria de imprensa e foco também no *Offline*	246
Processo de produção de conteúdo para relacionamento	248
Um bom jeito de seguir o processo	249
Processo de encantamento e experiências	251
Processo de criação de audiência	253
Descobrindo sua audiência ideal	256
Mas e os demais pacientes?	258
Para ser relevante é preciso sair do óbvio	258
Ampulheta perfeita do Marketing 4.0	260
Una-se a causas compartilháveis	261
Como aconteceu no iMedicina	264
O mesmo deve acontecer em sua clínica	268
Revertendo uma situação negativa	269

Parte 6: Cultura, Visão, Valores e Propósito	273
Para começar, alguns exercícios	274
Tudo funciona em conjunto	275
Transforme sua clínica em uma empresa viva	276
O tamanho do sonho pouco importa	278
Cultura empresarial e retenção de talentos	279
Como atingir a excelência	281
Uma Jornada de Desafios Pela Frente	283
Como dar o primeiro passo	285
Agradecimento	289

As Clínicas Digitais

"Não é que os médicos não estão acostumados com a tecnologia – é que nós estamos impressionados com ela."

Dr. Pierre Theodore, MD, na Okay Glass, Let's Disrupt Healthcare

Introdução

O mundo está cada vez mais digital. As novas tecnologias estão invadindo com velocidade recorde os diferentes mercados. Nesse processo, elas transformam as relações humanas e as formas de consumo de serviços em todas as áreas.

Na área de saúde, o cenário não é diferente.

As Clínicas Digitais são aquelas que estão preparadas para aproveitar as oportunidades que se abrem com todas essas mudanças de mercado e de tecnologia.

Essas clínicas estão conquistando cada vez mais espaço e estão criando grandes audiências, cada vez mais fiéis aos seus serviços. Hoje, elas já dominam uma fatia enorme do mercado e já estão caminhando para a consolidação da demanda de serviços, em várias especialidades e regiões.

Enquanto isso, as demais clínicas que não acompanham esse movimento já começaram a ser impactadas pela dificuldade de atração de novos pacientes, começaram a sofrer com a dependência de convênios e com a cada vez maior dificuldade de fidelizar e reter seus pacientes.

As clínicas tradicionais competem com as Clínicas Digitais de forma desigual e por vezes não conseguem entender o porquê da queda da demanda de seus serviços. Algumas dessas clínicas estão correndo risco de fechar as portas simplesmente por não enxergarem o crescimento dessa concorrência mais qualificada, disputando a demanda de forma agressiva em seus mercados locais.

Ainda, junto com o crescimento das Clínicas Digitais, começamos a ver o nascimento de uma nova era de profissionais de saúde. Esses profissionais estão cada vez mais preparados e buscam conhecimento para dominar as mesmas estratégias que têm criado empresas gigantes em todas as indústrias e mercados, sempre com muito uso de tecnologia.

Se você está percebendo toda essa movimentação mas não sabe exatamente qual a melhor maneira para aproveitar essas oportunidades, este livro foi feito para você. Ao longo da leitura, você vai entender exatamente qual o melhor percurso para transformar o seu negócio em uma Clínica Digital e aumentar seu crescimento de forma previsível, ética, escalável e sempre com foco na única coisa que realmente interessa para um negócio de saúde: oferecer uma experiência memorável para seus pacientes.

Esperamos que, com este livro, você consiga dar passos mais firmes e estruturados para alcançar a mesma segurança e previsibilidade de crescimento que possuem as Clínicas Digitais.

O futuro é hoje

Antes de começar, quero te tranquilizar: esse livro não é mais um desses conteúdos de ficção, que só falam de cenários utópicos e que nunca poderão ser alcançados por simples mortais.

A despeito desse compromisso com a não utopia, vou pedir uma gentileza, apenas para introduzir um importante assunto: mergulhe de cabeça na brincadeira que vou propor nos próximos parágrafos.

Imagine que uma segunda versão de você tenha nascido ontem, nesse mesmo horário.

Agora, tente fazer um exercício mental comparando o mundo em que sua versão original nasceu com o dessa sua versão 2.0.

Feche os olhos e faça um comparativo nas mais diversas áreas. Cenário político global, economia, sistema de saúde, varejo, comunicação e tudo o que você conseguir se lembrar. Pense também no fluxo que um paciente com um determinado problema percorria até o momento que tinha seu tratamento finalizado.

Você há de convir comigo que as coisas mudaram muito nesse período. Muito mesmo. A velocidade com que a tecnologia englobou praticamente todos os setores é algo quase assustador. Não estamos falando de mudanças sutis, na maior parte desses segmentos. Estamos falando de evoluções que por vezes superaram escalas exponenciais.

Só para você ter uma ideia geral dessa evolução, estima-se que hoje cerca de 3% de toda a geração de energia mundial é destinada à manutenção de fazendas de servidores que mantêm a internet da forma como a conhecemos. Inclusive, os maiores estudiosos do assunto acreditam que o limite do avanço da tecnologia não é a inovação tecnológica em si, mas sim, a escassez de energia.

Deixe-me ainda frisar alguns pontos que talvez você não tenha vislumbrado em nosso exercício, apenas com a finalidade de gerar mais alguns exemplos.

Nesse exato momento, essa sua nova versão seria um pequeno bebê que, em apenas 24 horas após o nascimento, provavelmente já deveria ter mais *Megabytes* de registros digitais do que sua versão original deve ter tido na primeira década de vida inteira.

Em poucas horas de vida, é possível que já existisse uma foto dessa sua nova versão circulando do outro lado do mundo.

Em poucos meses, essa nova versão certamente aprenderia a interagir com um equipamento eletrônico muito antes de ficar de pé. Seria até possível imaginar que as primeiras palavras dessa sua nova versão fossem balbuciadas na tentativa de repetir as frases de algum personagem digital e não a de seus pais.

Nessa nova versão, você cresceria em um mundo completamente diferente daquele em que sua versão original deu os primeiros passos. Alguns conceitos seriam muito difíceis de te ensinar, como por exemplo o fato de que algumas pessoas conseguem viver sem acesso à internet.

Quando criança, você provavelmente se chocaria quando os adultos te contassem que as telas, antigamente, não podiam ser tocadas. Ou que as pessoas é que dirigiam os carros. Ou que os alunos carregavam livros na mochila para ir às aulas na escola. Ou que os pacientes tinham que se deslocar à uma clínica todas as vezes que queriam tirar uma dúvida ou sentissem um pequeno desconforto. Ou, ainda, que eram os humanos que realizavam cirurgias complexas em outros humanos.

Quando adulto, você não iria conseguir compreender como seus antepassados viviam sem um assistente de saúde pessoal: provavelmente um robô munido com inteligência artificial que te conheceria melhor do que qualquer profissional e seria a melhor fonte para te dar conselhos simples e personalizados de saúde.

Você não conseguiria entender como os dados e histórico de saúde não eram compartilhados com todos aqueles responsáveis pela vida dos seus antepassados. Ou que alguém se sujeitava a esperar minutos na sala de espera de um consultório médico para ser consultado. Ou que as pessoas tinham que ir até o laboratório para fazer e também para pegar seus exames.

Convenhamos: tudo isso não passa de uma pintura de alguns cenários hipotéticos, porém, razoavelmente possíveis.

Note que tentei desenhar um cenário baseado em pontos que já são amplamente discutidos em nossa sociedade atualmente. Estamos falando de uso da inteligência artificial, robôs cirúrgicos e telemedicina. Nada de outro planeta.

É razoavelmente fácil perceber que realmente poderíamos atingir um cenário como esse com a simples evolução das tecnologias já vigentes.

De propósito, evitei propor situações mais extremas e às vezes até inimagináveis, que ainda assim seriam possíveis, mas que poderiam mudar por completo a maneira como as pessoas viveriam, afinal, cenários como esse poderiam soar muito fictícios para o nosso entendimento.

Imagine ainda se um desses cenários fosse composto por algum tipo de tecnologia que nem conhecemos ainda. Provavelmente daria um tom muito futurista à nossa conversa, concorda?

Mas será que a relevância desses eventos mais extremos e inimagináveis é tão inexpressiva assim para não serem sequer considerados?

Será que os mercados evoluem de forma linear, cadenciada e dando o devido tempo de ajuste para que todos acompanhem as evoluções? Será que quando olhamos para o futuro, costumamos acertar em nossas previsões com mais frequência do que erramos? Será que as tecnologias que dominarão o futuro serão apenas melhorias das tecnologias atuais?

Será que as clínicas que prestarão serviços de ponta no futuro e que dominarão os mercados em suas regiões serão aquelas que evoluirão pouco a pouco, ano após ano?

Esse é um importante ponto: em mundo de inovação tecnológica, tudo indica que a evolução não é tão linear e previsível assim.

A importância do improvável

Segundo *Nassim Taleb*, autor do livro "A Lógica do Cisne Negro", esses eventos improváveis, que acontecem de vez em quando e que mudam o rumo da sociedade, possuem altíssimo impacto no desenrolar da história.

Até 1697, a Europa acreditava que todos os cisnes do mundo eram brancos. Bastou o aparecimento de um único cisne negro, naquele mesmo ano, na Austrália, para derrubar toda essa teoria. A metáfora se refere a esse fato: o cisne negro se tornou um termo para cunhar esses tipos de eventos improváveis, que mudam tudo.

Ao tentar pintar um cenário futuro, nosso cérebro automaticamente tenta juntar o que é mais provável com base no que vivemos até agora. Isso nos deixa confortáveis.

No entanto, quando pensamos no futuro, costumamos não levar em consideração a possibilidade de acontecimento de grandes eventos que mudam o curso das coisas de forma ainda mais abrupta do que é razoável imaginar. É como se tentássemos explicar, com a nossa lógica atual, o futuro. É razoavelmente fácil esquecer que o futuro é imprevisível.

Pense: em 1490, um português qualquer jamais conseguiria imaginar que o país encontraria, poucos anos depois, uma fonte de ouro e prata praticamente inesgotável para o século seguinte. Era possível? Claro. Mas não era provável.

No ano 2000, se alguém te pedisse para apontar quais seriam as empresas mais valiosas do mundo em duas décadas dali, certamente você não elencaria o *Google* (um mero sistema de buscas na internet), por exemplo, em sua lista. Era possível, mas não era provável.

Os mesmos tipos de acontecimentos improváveis acontecem em todos os mercados, ano após ano, e podem acontecer também no mercado de saúde.

Veja a seguir alguns exemplos de situações hipotéticas (porém possíveis) que certamente mudariam o mercado de saúde como um todo, de forma bem mais rápida do que você já deve ter pensado.

Suponha que uma grande empresa de tecnologia, como a *Apple*, faça um movimento para adquirir planos e operadoras de saúde mundo afora. Desse dia em diante, 100% dos dados de saúde dessas operadoras poderiam estar centralizados na conta do *iCloud* dos beneficiários. Poderíamos ter uma grande monopolização da rede de prestação de serviços de saúde, da noite para o dia, com direcionamento do fluxo de pacientes para serviços completamente diferentes daqueles que são referências hoje. Quantas clínicas que hoje dependem de poucos convênios iriam à falência? Essa é uma situação possível, mas talvez não seja provável.

Outro exemplo: suponha que haja uma modificação da legislação que permita o surgimento de uma nova empresa de telemedicina que conecta pacientes e médicos do mundo inteiro, através das câmeras de seus *Smartphones*, com possibilidade de se realizar prescrição digital e pagamentos pelo próprio aplicativo. Desse dia em diante, o número de consultas presenciais cairia fortemente e várias clínicas não conseguiriam se manter no formato tradicional. É possível, mas talvez não seja provável, por tantas questões políticas e culturais envolvidas.

Mais um exemplo: suponha que haja o nascimento de uma grande rede de clínicas, financiada por grupos de investidores dispostos a dominar o mercado, que possuem altíssima eficiência no atendimento de condições altamente prevalentes de saúde, como hipertensão e diabetes. Pelo alto uso de tecnologia, poderiam reduzir o custo para o cliente final ao mesmo tempo que poderiam oferecer condições inigualáveis de tratamento, que tornaria a competição com qualquer consultório desleal. Pense, por exemplo, que esses pacientes tivessem acesso a serviços de saúde em qualquer quiosque dessa empresa, instalado em todos os lugares de alta movimentação de pessoas, com o custo de propedêutica e tratamento já incluídos. Consegue enxergar quantos serviços perderiam demanda de forma rápida e teriam que se reinventar?

Ficção ou probabilidade estatística?

Muitos colegas pensam que tudo isso não passa de utopia ou imaginação fértil. Mas cenários como esses já são realidade em diversas áreas da economia e, certamente, também serão realidade na área de saúde.

Várias empresas, em diversos segmentos, se despontaram como líderes em seus mercados e levaram diversos concorrentes tradicionais à falência simplesmente porque não negligenciaram a velocidade do avanço tecnológico.

Negar a inovação e permanecer passivo frente à ela costuma ser a chave mestra para o fracasso.

Os portugueses chegaram até o Brasil em um evento fortuito, isso é fato. Mas não podemos negar que eles tinham uma frota avançada para a época e buscavam inovar em suas rotas.

O *Google* era apenas um buscador, isso também é fato. Mas nessa época ele já investia muitos recursos em novas tecnologias que poderiam auxiliar na execução de seu grande sonho, que era organizar todas as informações da internet. Não podemos negar que, ao contratar os melhores engenheiros de *software*, o *Google* já estava se posicionando como uma futura potência.

Esses exemplos nos mostram como é realmente possível que situações aparentemente fortuitas gerem um grande impacto no curso da história.

Mas existe um caso especial que ilustra de uma forma ainda melhor toda essa dinâmica de mudança de mercado e de se preparar para o futuro: veja o caso da (hoje) gigante *Netflix*, que foi dita como uma das responsáveis pelo fechamento de diversas locadoras de filmes no mundo afora.

Não foi a *Netflix* que forçou o fechamento dessas empresas. Foi a negação da mudança que fez com que essas empresas concorrentes não conseguissem prever o que aconteceria no futuro, deixando o campo aberto para a *Netflix* operar.

O caso *Netflix* é realmente icônico. Quando surgiu, não passava de um serviço de aluguel de DVDs por e-mail. Um modelo inovador para a época, mas que não mostrava uma grande mudança de pensamento em relação à forma tradicional de fazer as coisas. Talvez por isso tenha sido vítima de piadas dos grandes *players* desse mercado.

Poucos concorrentes se preocuparam, na época, com aquela pequena empresa que tinha encontrado uma forma de entrar naquele setor e sobreviver. O modelo de negócios não parecia ameaçador: como seria possível uma empresa que entrega DVDs em casa, após pedido por e-mail, ameaçar as grandes locadoras, que possuíam milhares de unidades mundo afora?

A promessa da *Netflix*, no entanto, era forte desde o nascimento da empresa: "assista a todos os DVDs que você conseguir, com pedidos por e-mail, e receba o vídeo em casa por apenas poucos dólares por mês. Basta assistir, devolver e solicitar o próximo. Ou seja: filmes ilimitados para você, no conforto da sua casa".

Na época, as grandes locadoras não enxergaram a mudança que estava acontecendo no mercado e não pensaram que o modelo *Netflix* seria uma ameaça.

Por outro lado, para *Reed Hastings*, fundador da *Netflix*, o futuro era claro: em alguns anos, a tecnologia iria evoluir e era certo que, se as pessoas já alugavam filmes pela internet, elas também iriam assistir aos filmes diretamente pela rede, em suas casas.

Com seu modelo de negócios inicial, *Hastings* já tinha feito uma grande validação, que provava uma hipótese contrária àquela vigente na época: as pessoas não estavam interessadas em ir até a locadora. Elas queriam apenas assistir aos filmes no conforto de suas casas. Se esses filmes foram pedidos por e-mail ou presencialmente, aparentemente, pouco importava para os clientes.

Esse foi um simples entendimento, mas que mudaria a forma através da qual as pessoas consumiriam filmes, anos mais tarde.

Para *Hastings*, no futuro as pessoas simplesmente ligariam a TV, escolheriam e assistiriam aos seus filmes favoritos, diretamente dali. Para as locadoras, no futuro as pessoas teriam uma franquia da empresa em cada quarteirão, com títulos praticamente infinitos, à disposição. Apenas um deles acertou.

Na época, *Hastings* era tido como um maluco. Com a tecnologia da época em que a *Netflix* foi lançada, demoraria cerca de 3 meses para que o conteúdo de um filme pudesse ser baixado por completo pela internet com a velocidade média dos *modens* americanos. Mas *Reed Hastings* sabia que era apenas uma questão de tempo até que a evolução do processamento, armazenamento e velocidade dos *hardwares* atingissem o patamar necessário para permitir esse novo formato de negócio.

Hastings presenciava o avanço tecnológico que acontecia ao seu redor e estava à postos para o momento que seu plano poderia se tornar realidade. Ele aparentemente conhecia bem a "teoria de *Moore*".

Em 1965 o químico estadunidense *Gordon Moore* fez uma profecia de que o número de transistores dos *chips* teria um aumento de 100%, pelo mesmo custo, a cada período de 18 meses. *Alan Turing*, grande matemático, já tinha feito previsões nesse sentido anos antes. Essa foi uma das primeiras teorias evolucionistas sobre o desenvolvimento da tecnologia e da capacidade de armazenamento e processamento dos *hardwares*. Até o presente momento, com pequenas oscilações nesse intervalo, esse padrão tem se mantido verdadeiro.

Reed Hastings acertou em sua aposta. Poucos anos depois do lançamento da *Netflix*, a velocidade dos *modens* aumentou e a tecnologia de *Streaming* de vídeos e músicas foi então possível de ser implementada.

Os vídeos, a partir daquele momento, poderiam ser armazenados em servidores da *Netflix*, em qualquer lugar do mundo, e os clientes poderiam acessá-los através de *modens* de alta velocidade, que fariam o *download* de mais *Megabytes* de conteúdo por segundo do que o necessário para que um vídeo fosse reproduzido em boa definição.

Como a *Netflix* saiu muito na frente, quando essas possibilidades tecnológicas surgiram, sua plataforma já estava pronta para o novo mundo. O efeito em cadeia de aumento de usuários de serviços de *Streaming* e queda do hábito de alugar presencialmente filmes em locadoras fez com que as gigantes locadoras quebrassem, uma a uma, de forma muito rápida.

Reed Hastings é considerado um gênio dos negócios. Sua visão permitiu a criação de um negócio de escala global. Se alguns anos antes do nascimento da *Netflix* alguém tivesse previsto e noticiado um cenário como esse que se sucedeu, certamente as pessoas reagiriam como se estivessem frente a apenas mais um cisne negro: um cenário altamente improvável e digno de filmes de ficção.

Quando um evento de grande magnitude como esse já aconteceu, nosso cérebro começa a juntar as peças anteriores ao acontecimento fatídico e a história costuma ficar mais clara. É possível até criar uma narrativa simples que explica exatamente o que ocorreu:

"A *Netflix* observou que o avanço da tecnologia atingiria um patamar que permitiria o *streaming* e resolveu investir na criação de uma tecnologia que satisfaria essa lacuna de mercado. Assim que os *modens* atingiram a velocidade esperada, ela conseguiu aumentar seu número de clientes e dominou o mercado."

Falando assim, com a vantagem de se saber o desfecho, fica fácil explicar tudo o que aconteceu. O cérebro preenche as lacunas e tenta buscar lógica na sucessão dos eventos. No entanto, quando vamos fazer o mesmo olhando para a frente, estamos sempre trabalhando em um universo de incertezas.

Por outro lado, é bem mais simples tirar conclusões quando pensamos estatisticamente sobre esse assunto: com tanta gente boa tentando inovar nos diferentes mercados, é razoável dizer que eventualmente veremos novas iniciativas se despontando como vencedoras e mudando a forma como aqueles mercados funcionam.

O que é muito difícil é prever quais serão as iniciativas. Que elas existirão, isso é fato. Essa é a lógica do mundo dos investimentos em tecnologia: investidores acreditam que determinados mercados são ineficientes e serão mudados por soluções inovadoras, que darão grande retorno financeiro. O simples fato de existirem muitos investidores grandes com foco na área de tecnologia em saúde já diz muita coisa.

O que fez a *Netflix* se despontar como uma dessas iniciativas que mudou um mercado não foi só sorte ou perseverança. Também não foi o fato de ter conseguido investimento para colocar em prática as ambições. Também não foi ter feito uma previsão adequada de futuro e acertado na mosca. Foi uma mistura de tudo isso com o fato de sempre buscar estar perto das mais modernas tecnologias de sua época (no caso, e-mail e DVD), sem medo do que aquilo poderia se tornar, bem como sem fechar os olhos para o que estava no entorno.

Assim como no caso da *Netflix*, o que fez os portugueses chegarem ao Brasil não foi só sorte. Da mesma forma, o que fez o *Google* ser uma das principais empresas de tecnologia do mundo, partindo de um simples buscador, também não foi só sorte.

As pessoas e negócios que mudaram seus mercados já estavam em uma posição de vanguarda quando perceberam as ondas de inovação que poderiam levá-las para outros patamares. E essas pessoas não tiveram medo de surfar as ondas que se seguiram.

As ondas de inovação na saúde

Quando pensamos na área de saúde, especialmente no cenário brasileiro, nossa tendência é focar na distância que existe entre toda essa teoria e a nossa prática.

"Saúde é diferente".

"O Brasil é diferente".

Essas frases são muito comuns por aí.

Todos entendemos o poder da tecnologia mas, por convivermos diariamente com realidades muito diferentes daquelas realidades dos países mais desenvolvidos, pensamos que tudo isso não se aplica no nosso caso.

Costumamos ter um pensamento de que inovação não acontece no nosso mercado ou no nosso país. E continuamos exercendo nossos ofícios da forma tradicional e sem nos preocuparmos muito com o que está por vir. É como se sempre vivêssemos surfando a marola e nunca a onda principal. Quem pensa assim costuma apenas acompanhar a manada e, às vezes, ali no meio, nem percebem quando tudo já mudou.

As novas tecnologias invadem a área de saúde com a mesma velocidade que invadem outros segmentos. Tanto tecnologias nascidas fora do país, quanto aqui dentro. E mais importante: mesmo quando somos coadjuvantes da inovação, ainda assim ela costuma alterar as relações entre todos os envolvidos naquele setor.

E é certo que isso acontece também do seu lado, com seus concorrentes, que cada dia mais observam o que acontece ao seu redor e se preparam para os próximos passos da área de saúde. São serviços que começam pequenos e inovam nas formas como fazem as coisas, utilizando novas tecnologias ou métodos diferentes e melhores em relação aos mais tradicionais.

Quando olhamos de dentro do setor (*insiders*) e sem o benefício do tempo à nosso favor, não conseguimos enxergar com tanta clareza como esses serviços conseguirão se destacar e dominar o mercado. Eles são como improváveis cisnes negros em nosso pensamento. No entanto, quando alguns desses serviços começam a crescer, fica fácil juntar as peças e contar a história e a sequência clara de eventos que levou até aquele ponto.

Veja o caso das redes de consultas populares, como é o caso do *Dr. Consulta* ou *Clínica SiM*, por exemplo. É fácil olhar para trás e contar a história: "Alguns empresários perceberam o aumento da insatisfação com o SUS e a paralela queda do número de beneficiários dos planos de saúde, durante a crise econômica do início da década de 2010. Esse cenário era favorável à abertura de clínicas populares, que poderiam abocanhar uma fatia grande de mercado".

A maior parte dos profissionais de saúde criticava esse modelo de negócios, quando o mesmo começou a surgir. Hoje, muitos dos que criticaram já se enxergam obrigados a trabalhar em clínicas como essas, como forma de manter o rendimento mensal que gostariam.

Quando uma clínica começa a investir em tecnologia ou em novas formas de se fazer as coisas, por mais simples que essas inovações sejam, ela dá uma braçada na frente dos demais, ficando mais propensa a conseguir surfar a próxima grande onda que pode estar prestes a chegar.

Negócios que se acostumam a trabalhar na ponta da inovação também costumam enxergar primeiro as oportunidades que ficam disponíveis para todos. Isso quando não são os próprios responsáveis pelo nascimento dessas ondas.

Você pode até pensar que isso é ficção. Mas não é. Grandes ondas de inovação já aconteceram várias vezes, no seu mercado, debaixo do seu nariz.

Já passamos por algumas ondas de inovação tecnológica que impactaram a área de saúde e a prestação de serviços médicos. Nem precisamos ir muito longe e nem precisamos citar tecnologias muito complexas: veja o caso do *Instagram*.

Essa rede social nasceu em 2010. Os primeiros profissionais de saúde que perceberam a oportunidade e começaram a investir tempo em interagir com o público através dessa rede foram vistos como excêntricos e até com ceticismo por vários colegas.

Os primeiros profissionais de saúde que começaram a fazer uso profissional dessa rede provavelmente foram aqueles que já utilizavam outras redes sociais e já começavam a enxergar o potencial da internet na movimentação da clínica.

Alguns desses profissionais de saúde, hoje, possuem milhões de seguidores fiéis. Se tornaram celebridades e conseguiram faturar milhões de reais com essa fama. Esses profissionais se muniram de recursos e investiram em mais tecnologia. E eles estão prontos para surfar a próxima onda de inovação tecnológica, pois estão atentos no que está por vir. E, agora, com mais recursos e experiência.

Por outro lado, temos visto um movimento de manada que começou bem recentemente. Os que antes eram céticos, agora se enxergam obrigados a entrar nessas redes, até como forma de sobrevivência. Eles percebem que é lá que está a clientela e é lá que eles devem também estar. Exatamente como aqueles que criticaram as clínicas populares e se viram forçados a aderir aos atendimentos nas mesmas.

No entanto, assim como diversas outras redes sociais que cresceram, viveram seu auge e depois sumiram, é possível que o mesmo aconteça com essas redes. Esses profissionais que vivem de marola dificilmente serão os líderes dos próximos movimentos.

O segredo, portanto, não é entrar no *Instagram*. Eu não escreveria um livro inteiro para te dizer isso.

O grande segredo é ter uma mentalidade inovadora, mais digital e conectada, que te faz ficar mais ágil frente às novidades e te coloca em posição de vantagem para surfar a próxima grande onda.

O próximo grande cisne negro, que vai mudar a saúde, provavelmente já nasceu e dá os primeiros passos, nesse exato momento. É até provável que ele já dê sinais de sua grandeza, mas certamente são poucas as pessoas que já o perceberam.

A próxima grande onda

Investir continuamente em tecnologia é fundamental para que você se destaque e se mantenha competitivo. Assim, você vai conseguir aproveitar as mudanças e não será atropelado ou apenas manipulado por elas. Esse é o grande segredo.

Você pode até pensar que não precisa disso. Que sua vida é estável o suficiente para que você não precise se preocupar com isso. Ou que a forma como você tem atuado até o momento é satisfatória e vai continuar funcionando para sempre.

Isso tudo até pode ser verdade. Mas deixará de ser quando o próximo grande evento improvável impactar a área de saúde e der uma balançada na sua estrutura. Pode ser que você continue de pé. Pode ser que não. De qualquer forma, é razoável pensar que, em um universo cada vez mais digital, as clínicas que tentam olhar para o futuro provavelmente terão mais chances de prosperar do que aquelas que se mantém passivas.

Essas clínicas, que realmente investem tempo com as novidades e estão antenadas com o universo de inovação tecnológica, são aquelas que chamaremos aqui de Clínicas Digitais.

Para sua tranquilidade, esse não é um livro de autoajuda que vai te dar argumentos e incentivos para criar seus perfis em redes sociais.

O objetivo deste livro é te mostrar como pensa e como age uma clínica digital.

Meu objetivo é te munir de modelos mentais que vão te fazer ter mais clareza para enxergar os momentos de oportunidade de crescimento e aqueles de necessidade de redução de riscos no seu negócio.

Para chegar lá, antes de tudo, é preciso primeiro criar hábitos mais digitais. Se você concorda que a internet está mudando as relações humanas, é razoável dizer que esse é um ambiente de negócios que você deve dominar.

Alguns colegas, nesse ponto, pensam que não precisam se preocupar com essas questões, pois bastaria contratar especialistas para resolver esse tipo de "problema". No entanto, não se engane: ninguém é mais interessado em seu negócio do que você mesmo. O que é "problema" para alguns, é diferencial competitivo para outros.

Se você se sente bem com a ideia de apenas seguir a manada, depois que os primeiros já se posicionaram e ocuparam os lugares de prestígio, essa é uma estratégia arriscada para você. Lembre-se que quando olhamos para o futuro costumamos pensar apenas no que é lógico e esquecemos do que é improvável. Isso pode fazer toda a diferença.

Ainda, se você quer ser o maior em sua região e especialidade, vai precisar ir um pouco mais além do que isso. Internalizar o pensamento de inovação é fundamental para profissionais que querem buscar a ponta, assim como conhecer o pensamento científico foi fundamental para te fazer um bom profissional de saúde.

Se o universo digital ainda é um bicho de sete cabeças para você, temos que começar criando raízes mais profundas nesse terreno. Uma vez que um comportamento e pensamento digital foi instalado, tudo ficará mais simples, afinal, essa é a grande função da tecnologia: simplificar as coisas e estender o nosso alcance.

O caminho das Clínicas Digitais

Uma Clínica Digital é uma clínica que possui processos bem estruturados e ao mesmo tempo capazes de evoluir com as necessidades dos pacientes no universo digital. É uma clínica que consegue enxergar com clareza o fluxo do paciente em toda a jornada de saúde, na internet e fora dela, e está antenada com as mudanças de mercado e de cenários.

A Clínica Digital reconhece que algumas coisas não mudam facilmente, como o fato de que pacientes precisarão de ajuda de profissionais de saúde. Por outro lado, elas reconhecem que outras coisas certamente serão diferentes, como por exemplo a forma como esses pacientes irão buscar ajuda com esses profissionais.

Para te auxiliar a transformar a sua clínica em uma Clínica Digital, vou compartilhar com você o exato método que tem auxiliado milhares de profissionais de saúde a darem os primeiros passos com mais clareza.

A função desse método é mudar a forma como você pensa o universo digital em saúde e te dar um *Framework* simplificado (ou seja, um conjunto de estratégias funcionais, adaptáveis para o seu caso) para garantir que sua clínica estará em condições de enxergar as próximas ondas de inovação antes da manada perceber e começar a se movimentar.

Esse método não é o único, mas é um método que é aplicado por milhares de negócios de todos os setores, no mundo inteiro, tanto na saúde quanto fora dela, para conquistar clientes e se destacar no mundo conectado de hoje em dia.

Daqui em diante, você vai conhecer uma metodologia prática, elegante e extremamente efetiva para aumentar os resultados da sua clínica ou consultório, com um pensamento mais digital. Tudo feito com muita ética e respeito aos colegas, às regras dos conselhos de saúde e, principalmente, aos pacientes.

O método Clínicas Digitais foi desenvolvido para te colocar em ponto de igualdade com as empresas que já possuem processos de melhoria contínua estruturados e são nativas digitais. Você vai aprender a olhar para seu negócio de forma mais flexível, o que vai te colocar em uma posição de vantagem competitiva para conseguir se manter na frente quando o mercado começar a se movimentar.

Com o método Clínicas Digitais, você vai perceber que o seu esforço para se manter na frente e o seu investimento retornam de duas maneiras: a primeira, financeira; a segunda, em satisfação pessoal com a profissão e com seu impacto na vida de milhares de pessoas.

Muito mais do que apenas te preparar para o futuro tecnológico da área de saúde, queremos te mostrar como tudo isso também gera altíssimo impacto social.

O impacto social das Clínicas Digitais

O universo digital mudou a forma com que as pessoas se relacionam, tanto umas com as outras, quanto com as informações que consomem. Houve uma alteração severa na dinâmica de consumo de informações de saúde, que gera um impacto monstruoso sobre o elo mais fraco da cadeia: os pacientes. Ao longo deste livro vamos explorar essas mudanças e como podemos nos organizar para tirar proveito dessas questões, bem como dar maior suporte para os pacientes.

Pacientes são verdadeiras vítimas de conteúdos falaciosos, convincentes e aparentemente verdadeiros, que acabam induzindo-os ao abandono de tratamentos ou a condutas de saúde inadequadas. No mundo digital, quase tudo parece verdade para um desavisado sobre um assunto. Talvez, até por esse motivo, muitos profissionais de saúde são céticos em relação ao uso dessas novas tecnologias.

É comum escutarmos os casos assombrosos de profissionais charlatões que usaram meios digitais para se promover, de forma antiética, geralmente com desfechos que beiram o surrealismo.

Esse é um problema sério de saúde pública, tão grave quanto um quadro de hipertensão ou diabetes. Como profissional de saúde, é importante entender a arquitetura dessa engenharia para combater, com estratégia, esse mal pela raiz. Quando bons profissionais se omitem, eles permitem que os maus profissionais liderem as novas ondas de inovação, conseguindo mais destaque e retorno. Isso cria um ciclo vicioso que faz com que os maus profissionais se perpetuem.

Raramente escutamos os casos dos profissionais excelentes, que levam informações confiáveis, salvando as vidas de milhares de pessoas. Isso lhe soa utópico? Daqui a pouco vou te contar como a minha própria vida foi impactada por um desses colegas.

O efeito colateral desse esforço empenhado em transformar sua clínica em uma Clínica Digital, como você vai ver, será o aumento da sua autoridade como profissional de saúde, da sua reputação e do volume de serviços consumidos em sua clínica.

Uma troca muito mais do que justa: ao ajudar a combater um grave problema do mundo moderno, você conseguirá destaque em seu mercado e será recompensado de forma astronômica por isso.

Ao longo deste livro você vai entender toda a lógica por trás desses mecanismos.

O Método Clínicas Digitais foi desenvolvido para auxiliar mais profissionais de saúde a conseguirem expandir o impacto que possuem nas suas respectivas comunidades. Estamos falando de alcançar mais audiência.

Além de aumentar a visibilidade do seu consultório ou clínica, você vai levar informação para quem precisa e vai ajudar a acabar com fontes inverídicas de dados falsos em saúde que tanto prejudicam o tratamento de pacientes.

Quando aquela sua nova versão, nascida ontem, estiver mais velha, ela vai olhar para trás e agradecer aos inovadores da sua época, que realmente transformaram a saúde e permitiram a criação de um ambiente muito mais propício à boa qualidade de vida e à boa saúde.

Vários desses inovadores serão aqueles primeiros a criarem suas Clínicas Digitais. Vários desses inovadores dividirão páginas de livros com *Reed Hastings* e *Steve Jobs*. Vários desses inovadores serão lembrados em milhares de lares de pessoas que tiveram um familiar salvo por uma informação certa, em um momento certo.

Uma dessas clínicas, preparadas para liderar esses movimentos, pode ser a sua.

Como funciona o método Clínica Digital

O método Clínicas Digitais foi dividido em seis partes para facilitar o seu entendimento cadenciado e sua aplicação adequada.

Em cada uma delas, você vai ter informações importantes para compreender a lógica por trás das estratégias de sucesso das grandes clínicas que em breve vão dominar os mais diversos mercados de saúde no mundo, *Online* e *Offline*.

A primeira parte compreende uma análise de cenário, para que você entenda exatamente onde estamos inseridos e todas as oportunidades que já estão disponíveis por aí. Você vai entender como o comportamento do paciente mudou com o advento da tecnologia. Ainda, vamos explorar como a diferenciação pode te ajudar a criar uma audiência fiel.

A segunda parte vai explorar um pouco os pontos imutáveis e que vão gerar a base para atuação de qualquer nova ferramenta ou tecnologia. Conhecer o caminho e a jornada do paciente no universo digital é fundamental para enxergar com mais clareza quais as tecnologias podem ajudar e quais não possuirão efeito algum em seus resultados. Vamos falar sobre estratégias de marketing consciente e de alto impacto. Também vamos falar sobre padronização de processos.

Na terceira parte, vamos sistematizar os pontos que merecem cuidado e atenção da sua parte. Você vai aprender a pensar a inovação de forma mais estruturada e vai entender exatamente onde investir recursos e onde não investir. Você vai conhecer os processos fundamentais de uma clínica digital, responsáveis por gerar valor para seus pacientes, e como monitorá-los diariamente.

Na quarta parte, vamos condensar toda a teoria em passos práticos que você pode seguir para alcançar resultados rápidos e consistentes no universo digital. Esses passos não são a única forma que sua clínica tem de aproveitar as oportunidades. Muito pelo contrário: existem várias outras maneiras de alcançar os mesmos objetivos. Esses são passos que vão te dar clareza sobre uma das formas que você possui para chegar lá. Você deve pensar nesses passos como um atalho para te colocar na melhor posição para surfar as próximas ondas. Mesmo em uma posição de vantagem competitiva, você não vai conseguir pegar a onda se não conseguir enxergar que ela está chegando. O objetivo do método Clínicas Digitais é justamente esse.

Na quinta parte, vamos te ensinar a criar ações de manutenção que vão garantir seu pioneirismo e vão te colocar em um fluxo contínuo de evolução, que vai funcionar independentemente das tecnologias vigentes na época.

Na sexta parte, você vai entender como fazer tudo isso funcionar de forma natural, envolvendo as pessoas em sua estratégia e gerando legado que vai perdurar independentemente de você.

Falando em legado, o grande legado que o Método Clínicas Digitais vai deixar para o seu negócio é a mudança de mentalidade para um pensamento mais processual, que vai garantir a consistência de longo prazo que você tanto deseja.

Você pode discordar de alguns passos. Outros podem não fazer sentido para a sua realidade. Mas o que importa é que você vai compreender como funciona a mentalidade daquelas clínicas que naturalmente se posicionam na vanguarda e estão prontas para atingir grandes resultados.

Existem coisas que não mudam e nunca mudarão. Outras coisas sofrerão os impactos das novas tecnologias. Portanto, é importante entender exatamente como toda essa trama se organiza, para empenhar seus esforços nos lugares corretos.

Não pense no Clínicas Digitais como um guia passo a passo, mas sim como um exemplo de conduta que certamente colocará sua clínica em outro patamar, pronta para aproveitar as oportunidades que vão aparecer no mercado com a maior penetração da tecnologia.

Portanto, dedique-se tanto a aplicar os passos aqui propostos quanto a entender a mecânica de como mantê-los em paralelo com a rotina da sua clínica ou consultório.

A forma ideal para aplicar o método Clínicas Digitais é consumir o conteúdo por completo e só então partir para as decisões práticas. Afinal, é importante ter o contexto global antes de tomar ações individuais. Justamente por esse motivo o conteúdo não foi escrito na sequência como deve ser aplicado, mas sim, na sequência que irá gerar uma compreensão mais sólida dos conceitos fundamentais que estão por trás da lógica desse método.

Todos os dados aqui descritos foram retirados de fontes confiáveis. Ao longo dos anos, reuni várias delas em dois blogs, que você pode utilizar para aprofundar em assuntos que mais te interessarem (blog.imedicina.com.br e consultorio20.com.br). Algumas outras informações nasceram de observação prática e experimentos conduzidos em centenas de consultórios, desde 2012, como você verá mais adiante.

Para começar a aprofundar, quero te contar uma história real.

Como as Clínicas Digitais Mudam as Vidas das Pessoas

Essa é a história de como uma Clínica Digital salvou uma vida: a minha.

Serei eternamente grato a todos os profissionais de saúde que investem nas melhores tecnologias de seu tempo, por mais simples ou banais que possam parecer. Eu, por exemplo, fui impactado para sempre por um simples artigo publicado em um blog de um hospital e alguns e-mails.

Meu nome é Raphael Trotta e sou médico oftalmologista formado pela UFMG. No entanto, além de médico, sempre fui um amante de tecnologia e do empreendedorismo, por afinidade ao risco e à inovação.

Era um daqueles *nerds* que amava matemática, ciências e computação. Desenvolvi meu primeiro programa de computador aos onze anos e aquilo mudou a minha forma de enxergar o mundo. Quando percebi que era possível criar uma série de comandos para que uma máquina executasse algo da exata forma como eu gostaria, minha visão de mundo mudou um pouco. Se eu pudesse voltar atrás, talvez tivesse usado meu tempo livre na adolescência para fazer algo mais útil do que desenvolver programas que resolviam equações de segundo grau ou coisas afins.

Fui aprovado para o curso de Medicina em meu primeiro vestibular. Com 17 anos, confesso, fui mais movido pelo desafio e pela expectativa de uma carreira estável do que por um ideal.

Eu nasci em uma família tradicional, avessa ao risco e que sempre valorizou as carreiras mais estáveis. Minha mãe, engenheira. Meu pai, professor. Ser médico era o maior objetivo de carreira que eu conseguia imaginar ser possível alcançar. No entanto, não imaginava, nesse época, que gostaria de um pouco mais de inovação e adrenalina na minha vida profissional.

Na faculdade, segui uma vida acadêmica bem tradicional. Percebi, ao longo dos anos, o nascimento de um amor por diagnósticos difíceis e pelo pensamento clínico. Assim, mergulhei na busca de conhecimento técnico, com poucas atividades paralelas em minha vida pessoal.

Passei na residência de oftalmologia, ao sair da faculdade, e não tive muito tempo para pensar em carreira ao longo de toda essa jornada. As coisas simplesmente aconteceram e eu segui o fluxo.

Nessa mesma época, assim que finalizei a graduação, decidi sair da casa de meus pais e ir morar sozinho. Comecei a pagar as minhas contas e assumir mais responsabilidades.

Antes, eu poderia me dar ao luxo de não precisar me preocupar com minha situação financeira. Nasci em uma família que não vivia com excessos, mas que também nunca passou por grandes dificuldades. Naquele momento, eu finalmente precisava pensar em começar a construir um patrimônio e uma carreira.

Empreendedorismo

Durante minha formação médica, movido pela vontade de empreender, comecei a buscar alguns desafios diferentes e negócios paralelos. Junto com amigos, abri uma empresa que criava lojas virtuais. Ajudávamos lojistas a venderem mais, com auxílio da internet.

Aquele universo me fascinava: um sapateiro, com uma loja física de 10 metros quadrados, vendia mais de duzentos mil reais mensais pela internet.

Essas experiências com esses novos mundos foram mudando a forma como eu enxergava as coisas. Tive a oportunidade de conhecer outras realidades e outras matérias pouco comuns para profissionais da área de saúde: investi muito tempo no aprendizado de marketing, processo de vendas, processos e rotinas empresariais, estruturação e planejamento estratégico de negócios e coisas afins. Isso me deu mais bagagem e uma visão diferente sobre a própria medicina.

Além da empresa, dava plantões e atuava em clínicas de amigos, nessa mesma época. Eu continuava gostando muito da oftalmologia e me sentia cada vez mais inclinado a criar meu próprio negócio na área de saúde.

Quando me formei e comecei a atuar em consultório, fui movido, principalmente, pela motivação de criar meu negócio próprio e independente, que me desse a possibilidade de faturar o que eu gostaria para manter uma boa qualidade de vida.

Meu principal objetivo era viver bem, sem precisar trabalhar com plantões ou em serviços terceirizados, nos quais eu criaria uma base fiel de pacientes aos serviços de outras pessoas e não aos meus.

Nessa época, no entanto, eu não podia me dar ao luxo de não atuar em clínicas terceirizadas ou dar plantões. Eu não tinha nome e meu consultório não tinha volume suficiente para me manter. A minha empresa também não gerava caixa suficiente para isso.

O que mais me incomodava nesses trabalhos era o fato de perder horas da minha vida em troca de uma remuneração até razoavelmente expressiva para um recém-formado, porém em plantões e locais que eu sempre considerei como temporários.

Eu tinha claro que aquilo não era o que eu gostaria de fazer na minha carreira. Como futuro oftalmologista, dava diversos plantões de clínica médica, o que até entendo ser algo natural para quem está começando a carreira. No entanto, me sentia mal quando percebia que a troca era meramente financeira. Aquilo não me motivava. E o pior: eu me sentia culpado por não me motivar com aquilo, afinal, aquele era exatamente o conceito de felicidade profissional que meus pais me ensinaram a vida toda.

Lembro bem da minha mãe falando sua famosa frase "o trabalho enobrece". E lá fui eu nessa jornada, buscando a minha nobreza pessoal, que nunca vinha.

O momento mais agradável das minhas semanas era aquele que eu passava no consultório. Eu sentia uma agradável sensação de prazer quando me assentava na cadeira do consultório, no início de uma tarde, esperando meus pacientes chegarem. Mesmo com consultório vazio e literalmente pagando para trabalhar, eu me sentia muito bem naquele espaço.

A sensação me era tão boa que chega a ser difícil transformá-la em palavras, e eu sei que muitos de vocês devem me compreender. Era um misto de realização pessoal pela conquista de um negócio próprio com um medo agradável de não saber o que o futuro guardava para mim.

O cheiro de equipamentos novos. A satisfação de receber os primeiros pacientes. A felicidade de contratar o primeiro funcionário. São sensações que nunca esquecerei.

Erros e aprendizados

No início, com toda a inexperiência, o caminho foi obviamente bem árduo. Cometi erros simples e por vezes banais. Aos poucos, percebi que um consultório era também um negócio como outro qualquer e que a inexperiência estava me fazendo muito mal.

Eu achava que ser dono de uma empresa de tecnologia era parecido com ser dono de um empreendimento em saúde. Para minha surpresa, não era.

Esses erros em série me levaram à falência de não apenas um, mas dos meus dois primeiros consultórios. Até o fim desse livro vou retornar nessa história, com um pouco mais de dissecção anatômica dos eventos. Mas fato é que, só depois dessas falências, me dei conta de que me faltava método.

Faltava estudo, faltava ciência e faltava humildade de dizer que eu simplesmente não sabia. Eu até entendia um pouco sobre assuntos diversos de negócios, mas não focados ou específicos para área de saúde.

Pense em um estudante que acredita ser possível aprender medicina apenas lendo livros. Era basicamente o meu caso, não com a medicina, mas com a gestão de uma empresa de saúde.

Quando finalmente percebi a natureza dos meus erros, comecei a buscar ajuda profissional. Busquei treinamentos, seminários, aulas e basicamente qualquer tipo de conhecimento especializado.

Eu queria entender como funcionavam os maiores negócios da área de saúde. Queria descobrir como os empreendedores criaram grandes clínicas e hospitais de renome. Comecei a bater na porta de colegas e acompanhar os grandes nomes do mercado de saúde, onde eles estivessem. Além disso, dei a sorte de encontrar pessoas excelentes em meu caminho, entre consultores e amigos, que me ajudaram a achar o caminho que eu buscava: o do entendimento dos negócios de saúde.

Quando compreendi de uma forma mais clara os maiores motivos que impediram o meu crescimento anterior, me senti mais preparado para abrir meu terceiro consultório, com um pouco mais de humildade e, agora, com processos e métodos mais claros.

Não foi simples consolidar tantas horas de discursos úteis, porém desconexos, com estratégias práticas, porém não específicas para o meu caso. Testei e errei, por diversas vezes, com ações e estratégias que eu realmente acreditava que funcionariam para mim. Algumas até funcionaram, outras não.

Apesar desses erros e acertos, eu me sentia bem melhor nesse momento: eu tinha uma metodologia que me guiava. Eu finalmente não estava caminhando às cegas. Eu conseguia enxergar um caminho de vitória, no qual eu realmente confiava.

Nessa jornada, aprendi que cada erro era apenas uma validação de um caminho a não seguir. E assim, com o passar do tempo, os erros diminuíram e os caminhos se tornaram mais claros.

Nessa época, comecei a perceber as grandes oportunidades que ainda estavam abertas na área de saúde. Comecei a enxergar que as pessoas começavam a buscar mais por serviços de saúde na internet, em um momento que poucos profissionais se posicionavam digitalmente de forma sólida.

Comecei a notar alguns negócios que já prosperavam só no universo digital e que o mundo *Online* abriria grandes portas para novos negócios também na área de saúde. E comecei a estruturar o que seria a minha clínica digital. Nada disso nasceu do nada, como vou te contar em breve.

No início, perdi horas testando as diversas formas de se atuar e tentando medir os resultados de meus esforços. Com o tempo, fui conseguindo mais resultados e consegui compreender quais tarefas apenas me consumiam tempo sem gerar retorno algum e quais maximizavam meu empenho. As semanas eram cheias de erros e acertos.

Em determinados pontos dessa jornada, me sentia mais como um programador e administrador do que como um médico propriamente dito. Como o que eu queria implementar era tudo muito novo naquele momento, ficava até difícil encontrar bons fornecedores, com custo razoável, que pudessem prestar o auxílio que eu precisava. Eu necessitava de flexibilidade e velocidade, coisas que só consegui conduzindo minhas próprias estratégias.

Aos poucos, os primeiros pacientes começaram a me encontrar na internet e a chegarem até o consultório. Aos poucos, comecei a criar uma reputação digital. Aos poucos o tráfego de pessoas foi crescendo e meu consultório foi enchendo.

Mas tudo isso de uma forma pouco tradicional e que muito me fascinava: com um crescimento razoavelmente previsível. Eu comecei a ter segurança e confiança nas ações que eu realizava. Eu sabia que gerariam retorno no médio e longo prazo.

Quando percebi, tinha criado um dos sites de oftalmologia com maior fluxo de visitantes do Brasil. Pacientes de outros estados começaram a me procurar. Pacientes de outros países começaram a me buscar.

Naquele momento, eu finalmente percebi o que era óbvio: se minha estrutura digital tivesse uma audiência crescente e meus serviços fossem realmente necessários e bons, eu teria um volume cada vez maior de negócios acontecendo no consultório. Se eu conseguisse criar um mecanismo seguro para garantir o aumento da audiência e manter a relevância dos meus serviços, eu teria um fluxo consistente e previsível de novos negócios.

Essa matemática foi se provando cada vez mais correta, ao longo dos meses e anos.

O surgimento de uma metodologia

Com o tempo e a consistência das ações, esses ciclos de muitos erros e acertos deram origem a uma forma coesa de fazer as coisas em um consultório. Eu queria testar essa mesma lógica em outros consultórios. Eu começava a me interessar cada vez mais pelo universo de empreendedorismo em saúde e isso começava a me encantar. No início, também como um Hobby. Depois, cada vez mais profissionalmente.

Essa metodologia, no início ainda meio amorfa, foi sendo lapidada com mais consultórios. No início, naqueles de amigos e colegas, que confiavam em mim. Depois, nos demais consultórios, que começaram a se espelhar em resultados reais de quem já havia aplicado. Por fim, consegui alcançar massa crítica para poder analisar estatisticamente, com relevância, todas essas ações, utilizando a base de dados de meus clientes. E foi assim que nasceu o Método Clínicas Digitais.

Nesse método, reuni tudo o que aprendi e o que funcionou para a maior parte daqueles que tiveram contato com essas estratégias. Também reuni o que não deu certo. Ao longo dos anos, me foquei em transformar todo esse aprendizado em uma metodologia que pudesse impactar mais profissionais de saúde.

Mas nada disso aconteceu por acaso. Não foi apenas o simples fato de gostar de tecnologia que me motivou a buscar um método digital para resolver os meus problemas. Também não foi o fato de que eu tinha uma empresa de lojas virtuais que me fez enxergar que eu precisava de um método mais digital para reverter a minha situação. Eu tive o meu próprio cisne negro, que mudou a forma como eu enxergaria o meu mundo.

Motivação e propósito

Muita gente que não me conhece a fundo pode pensar que se trata de uma mera questão de oportunismo ter desenvolvido algo como o Método Clínicas Digitais. Aproveitar uma oportunidade de mercado e uma paixão pessoal para desenvolver um negócio lucrativo, que ganha dinheiro vendendo livros para outros profissionais de saúde. No entanto, não é isso o que me move (se fosse o caso, certamente teria sido bem mais fácil vender livros de oftalmologia para os mais de 1 milhão de visitantes do meu site).

Em 2012, depois das falências dos meus primeiros consultórios e pouco antes da abertura do meu terceiro, fui diagnosticado com um câncer ósseo na tíbia.

Esse foi um evento que, por uma série de motivos, mudou as minhas prioridades e a forma de enxergar a vida. Se antes eu pensava muito em criar uma grande carreira e patrimônio, depois desse evento meu pensamento mudou muito para criar um grande legado.

Não conto essa história com intenção de gerar comoção, até porque esse evento não me desconstruiu. Conto essa história pois sempre me lembro do médico que me tratou. Ele usava vários dos passos que irei te apresentar mais adiante. Ele foi a minha inspiração para juntar os pontos soltos em minha cabeça e criar o Clínicas Digitais.

Eu estava jogando futebol em uma típica pelada de segunda-feira à noite com os amigos de faculdade, e percebi uma vermelhidão na face anterior da minha perna. Em uma situação habitual, eu certamente não me importaria com aquilo e assumiria que havia tomado uma pancada. No entanto, não sei explicar o porquê, aquilo me chamou muita atenção justamente por não me lembrar de ter tido qualquer tipo de contato mais forte naquele jogo.

No dia seguinte, no espaço entre um atendimento e outro no hospital, dei um pulo na radiologia e pedi para os amigos que me fizessem um Raio-x da região. Antes que você critique a conduta, lembre-se que sou oftalmologista (com todo respeito aos colegas oftalmologistas).

Ali começou a minha saga, com um nódulo de quase um centímetro, no periósteo. Mas, preciso reforçar que, durante toda a minha jornada, foi a experiência que tive, dali em diante, como paciente, o que mais me chamou atenção, e por isso a compartilho com você.

Uma doença ambulante e um profissional inspirador

Busquei ajuda aqui mesmo, em Belo Horizonte. Passei por cinco colegas ortopedistas. Minha experiência foi péssima com todos eles. Por mais recomendados que fossem, não me senti acolhido por nenhum deles.

Nada contra os ortopedistas, mas temos de concordar que "sensibilidade" não é uma palavra que combina muito com quem opera com broca e furadeira. Brincadeiras à parte (obviamente não podemos generalizar), mas eu tive o infortúnio de encontrar cinco profissionais que não quiseram genuinamente saber como eu me sentia. Eu tinha a nítida sensação que eu era uma "tíbia com um tumor" e não um ser humano com um problema.

Dos cinco, apenas um perguntou se "estava tudo bem comigo", como se isso fosse possível, dias após um diagnóstico como esse. E, mesmo assim, nitidamente de uma forma protocolar, olhando para os exames.

Após cada consulta que realizava, eu passava horas na internet, em busca de informações que pudessem me dar mais contexto ou que completassem algo que não tinha entendido plenamente durante a consulta.

Comecei a formar minha opinião sobre o assunto. Quando ia em um profissional, estava também validando as informações que tinha encontrado em fontes talvez não tão confiáveis assim.

Mas fato é que, nessas buscas por informação, acabei chegando àquela que se tornou a minha solução definitiva.

Resolvi buscar ajuda em São Paulo, com um médico que encontrei na internet, depois que li vários de seus artigos escritos para o blog do hospital em que trabalhava. Obviamente, por se tratar de algo um pouco mais sério, pedi referências de amigos e, para minha alegria, recebi excelentes recomendações daquele profissional.

Quando cheguei para a consulta, ele primeiramente me chamou para tomar um café. Naquele momento não sabia se ele assim o fez porque anunciei na recepção que minha profissão era médico ou se ele era assim com todos os seus pacientes. Hoje sei que era a segunda opção.

Ele era um profissional extremamente simples, carismático, que gostava de ficar próximo. Tinha uma fala mansa, que transmitia calma e tranquilidade. Não aparentava gostar de exposição.

Expliquei que tinha chegado até ele depois de ler alguns conteúdos que ele havia escrito na internet. Aquela informação aparentemente o pegou de surpresa: ele acreditava que os conteúdos eram privados e estavam sendo utilizados apenas para informação de seus pacientes. Ao invés de se sentir bem, ele se sentiu com vergonha. Não sei explicar o porquê.

Depois que expliquei o motivo de minha consulta, ficamos cerca de dez minutos conversando sobre como eu me sentia e sobre os meus medos e anseios com aquele diagnóstico. Depois, partimos para uma etapa técnica, que realmente não me lembro em detalhes. Por fim, depois de entender e planejar mentalmente os passos seguintes da conduta, ele colocou sobre a mesa os diversos estudos que sustentavam o tratamento proposto por ele. Aquilo me deu segurança.

Uma surpresa agradável

Voltei para Belo Horizonte, um pouco mais confortável. Ao chegar em casa, percebi que havia recebido um e-mail do meu médico, com o assunto "Informações que você deve ter".

Pensei ser apenas um e-mail protocolar, inespecífico. Para minha surpresa, ao abrir, começava assim:

"Boa tarde, Rapha!

Espero que esteja tudo bem. Em minha experiência, é muito comum que pacientes com diagnósticos como o seu saiam do consultório com algumas dúvidas. Alguns até esquecem de pontos importantes que conversamos. Portanto, te escrevo esse e-mail para te lembrar de todos os pontos que tratamos hoje."

O e-mail continha vários links para artigos científicos e conteúdos de sociedades, bem como para conteúdos que ele mesmo havia escrito no blog do Hospital. Ali, percebi que, de fato, os conteúdos eram usados para suporte aos pacientes atendidos e não foram escritos com a finalidade de gerar audiência.

Mesmo para mim, que não sou leigo, aqueles conteúdos esclareceram muito de como seria o tratamento, os trâmites burocráticos de autorização e as rotinas de bloco cirúrgico e pós-operatório. Percebi aquilo como um grande cuidado que aquele profissional tinha dado a mim.

Ele nem sequer me permitiu ficar inseguro. Antes mesmo que isso pudesse acontecer, ele me acolheu, fechando o cerco para a possibilidade. Nem mesmo discuti a conduta que ele tinha sugerido com meus amigos, pois tive segurança nas informações e fontes usadas por ele para sustentar sua opinião. Naquele momento eu tinha me decidido que ele seria o responsável pela condução do meu caso.

Segui para o tratamento, que foi um sucesso.

Durante esse período, me senti bem informado e próximo ao meu médico, o tempo todo. Isso me deu tranquilidade para me manter em dia com tudo o que eu precisava. Aliás, tudo o que eu queria era ter a certeza de que estava com meu tratamento todo em dia.

E a verdade é que eu pude terceirizar esse peso mental de uma forma completa para aquele serviço, afinal, eu recebia todos os avisos de necessidade de realização de exames ou de retorno para reavaliações com muita antecedência.

Os processos da clínica eram consistentes e me geravam uma enorme segurança de que eu não teria problemas nas agendas de meu tratamento. Meu maior medo era perder a data correta de um protocolo para fazer determinado exame ou tomar certo medicamento. Eu não precisei me preocupar mais com isso quando percebi que a clínica me lembrava de todas as datas, com precisão.

Em uma conversa com esse profissional, meses depois, perguntei qual era a plataforma que ele usava para fazer toda aquela comunicação comigo. Ele respondeu: "meu e-mail". Era tudo manual. E não, ele não estava me dando uma atenção especial: ele fazia da mesma forma com todos os seus pacientes.

Quando questionei sobre a rotina que ele seguia para que isso acontecesse, ele, de forma bem lúcida, respondeu que perdia várias horas por dia fazendo essa comunicação, mas que valia à pena, pois assim conseguia se tornar uma referência para cada um dos pacientes que saia dali. E a consequência disso era poder ter uma rotina com menos pacientes, mais qualidade, remuneração justa e uma sensação de satisfação profissional que poucas pessoas conseguiam ter.

A Clínica Digital desse profissional foi feita com artigos em um blog e uso de tecnologia extremamente simples: o e-mail. Essas simples tecnologias, na época, fizeram com que um paciente saísse de Belo Horizonte e fosse até São Paulo em busca de seu auxílio.

Sem sequer saber, ele surfou a onda da inovação e se beneficiou por isso, com novos pacientes chegando até ele de uma forma que jamais chegariam, não fosse pela tecnologia.

Inspiração para a vida

Aquela mensagem martelou em minha cabeça por anos seguidos. Quando parei para analisar minha experiência como paciente, desde o momento que conheci meu médico até o dia que tive alta, entendi o quão forte foi tudo aquilo para mim.

Não fosse pelo fato dele ter falecido, anos depois, eu certamente recomendaria os serviços dele para sempre. Não fosse pelo fato de não ter pedido autorização (e por acreditar que, pelo perfil, talvez ele não fosse gostar da exposição), colocaria o nome dele nesse livro também.

Nessa época, juntando tudo o que tinha aprendido com minha empresa de tecnologia criando lojas virtuais para negócios tradicionais com o que vivenciei na prática em meu tratamento de saúde, as conexões e fatos em comum começaram a fazer mais sentido para mim. De repente percebi que, assim como uma loja virtual, aquele profissional estava expandindo sua atuação e acabando com as barreiras físicas que impediriam um paciente de chegar até ele.

Ainda, notei que processos bem estruturados de relacionamento tiveram tanto ou até mais impacto que os processos de atração, que me fizeram chegar até ali. Aquele contato próximo do pós-consulta e durante o tratamento foram fundamentais para que eu me sentisse acolhido. Tudo teria sido muito diferente se eu tivesse me sentido "só mais um" na rotina de trabalho daquele profissional. Felizmente não foi o caso.

Foi justamente nessa época que comecei a buscar mais informações sobre negócios de saúde. Com tranquilidade, planejei as ações que tomaria em meu terceiro consultório. Desenhei cada fluxo, cada processo, antes de partir para a prática. E, mesmo tendo um norte, sabia que ia precisar testar vários formatos até encontrar aquele que funcionaria melhor para o meu caso.

O fluxo que vivenciei foi a base para o fluxo que adaptei para o meu consultório, em uma versão ainda mais tecnológica. Foi a base, também, para o fluxo que implementei no consultório de colegas. Foi a base para o método Clínicas Digitais.

Quando percebi que a tecnologia tinha sido um verdadeiro divisor de águas na adesão do meu tratamento, percebi que um Método como o Clínicas Digitais é muito mais do que uma forma de auxiliar profissionais de saúde a captarem mais pacientes: é uma forma de levar mais informação de saúde para quem precisa e ajudar a salvar vidas.

Sim. Salvar vidas. Um dos efeitos colaterais de um método como o Clínicas Digitais é que com o aumento da sua autoridade e do seu alcance, as suas informações passarão a ir mais longe.

Até poucos meses atrás, existia um vídeo de uma adolescente de 16 anos que ensinava formas através das quais suas amigas poderiam se matar, na sexta posição do *Google*, para a busca "suicídio".

Imagine só: uma pessoa com pensamentos suicidas que está em busca de formas para se matar encontra um vídeo que dá exatamente o que ela quer ao invés de encontrar o vídeo de um psiquiatra ou psicólogo especialista no assunto. Ela encontra algo que incentiva a ação ao invés de algo que poderia evitar esse grave desfecho. Essa situação vai mudar quando mais profissionais conhecerem métodos como o Clínicas Digitais.

Eu tive a sorte de encontrar alguém bem intencionado em meu caminho quando fiz o mesmo. Soma-se a isso o fato de eu não ser um paciente leigo. Mas quantas pessoas estão em uma condição mais vulnerável?

Objetivos, legado e futuro

Logo depois do fim do meu tratamento, fundei o iMedicina. Somos uma empresa de tecnologia que tem como objetivo auxiliar profissionais de saúde a conseguirem mais impacto na vida de mais pacientes. Nossa missão é aproximar profissionais de saúde e pacientes com auxílio de tecnologia.

Queremos aproveitar cada nova onda de avanço tecnológico para auxiliar mais excelentes profissionais a surfarem, levando informações confiáveis de saúde para pacientes.

Criar uma empresa que endossa tecnologia, ferramentas e treinamentos que auxiliam mais profissionais a aplicarem o Clínicas Digitais é a forma que encontrei de ter mais alcance e dar um significado maior para minha vida.

Não quero que poucos consultórios e clínicas se engajem com causas importantes como essa. Quero que todos os consultórios ajudem a colaborar com essa situação. Meu sonho é fazer com que os excelentes profissionais de saúde consigam traduzir seus propósitos em real impacto na vida de seus pacientes.

Como qualquer empresário, preciso manter a saúde do meu negócio para conseguir levar mais longe a mensagem e o propósito da minha empresa. Por isso oferecemos produtos, serviços e cursos que não são gratuitos. No entanto, não se engane: nosso foco é dar retorno para a sociedade que tanto confia e precisa do que fazemos por aqui.

Acredito que a troca que estamos propondo pode ser justa para todos os aqui envolvidos: pacientes receberão mais informações de qualidade e terão menos acesso a informações falsas e erradas sobre tratamentos de saúde; profissionais terão mais visibilidade e autoridade, conseguindo retornos financeiros e pessoais superiores aos investimentos realizados; nós conseguiremos mais impacto e alcance na área da saúde, com mais profissionais consumindo nossas informações, produtos e serviços.

Queremos, como empresa, criar um ambiente de ganha-ganha-ganha e acredito que só assim atingiremos os nossos objetivos: mais disponibilidade de informações curadas de saúde no mundo, que vão ajudar na adesão ao tratamento de milhões de pacientes.

Estou te explicando tudo isso de forma transparente e clara pois esse é um dos grandes pilares de uma forte Clínica Digital: propósito. Você vai entender exatamente o que quero dizer com isso na sexta parte desse livro.

Espero que você compreenda a responsabilidade que você tem de ter bons resultados. Você, que está disposto a investir para atingir mais pacientes e para levar mais informação de saúde à população, não pode ter um baixo impacto. Você precisa ser grande. Afinal, quantas pessoas deixam de receber auxílio porque você ainda não tem uma alta visibilidade?

Agora que você entendeu o que é uma clínica digital e como ela pode ter impacto real na vida das pessoas, vamos ao que interessa.

Na primeira parte deste livro, quero explorar um pouco o cenário de saúde e as mudanças que estão acontecendo no comportamento dos pacientes em nosso mundo cada vez mais digital. Vamos lá?

Parte 1: Competição, Diferenciação e Audiência

O cenário de competitividade crescente na área de Saúde

Não é meu objetivo pintar um cenário caótico sobre o mercado de saúde e te trazer medo, te deixando paralisado. No entanto, para avançarmos, será preciso aprofundar em alguns fatos que a média dos profissionais de saúde pouco compreende.

Atualmente, se formam todos os anos milhares de profissionais de saúde em todas as áreas. São 30 mil novos médicos, 23 mil psicólogos, 14 mil fisioterapeutas, 13 mil dentistas, 12 mil nutricionistas, 2 mil fonoaudiólogos e milhares de outros profissionais de saúde que entram no mercado de trabalho anualmente, no momento em que escrevo este parágrafo.

Com o aumento da oferta de serviços, é inevitável a queda de preços. O Brasil ainda tem um déficit no número de profissionais de saúde por habitante, isso é um fato, mas esse déficit está sendo suprido de forma acelerada. Novas faculdades são abertas de forma imprudente, gerando dúvidas sobre a qualidade do ensino. Tudo isso não muda o fato de que a população de prestadores de saúde aumenta a cada ano.

O resultado é apenas uma consequência óbvia: esse aumento de mão de obra já reflete na queda dos preços de serviços e salários. Há 5 anos, o valor médio de salários de concursos públicos na área de saúde era R$1.200,00 superior aos valores médios de hoje, enquanto escrevo essa frase, segundo dados publicados no portal da transparência da União.

O fato cruel por trás de estatísticas como essas é que todos nós sabemos que nem sempre a boa capacidade técnica é o principal fator relacionado ao sucesso profissional. Se você parar para refletir, por poucos segundos, é bem possível que se lembre de dezenas de profissionais que não são suas referências técnicas nas respectivas áreas de atuação, mas que tiveram um estrondoso sucesso econômico profissional.

O contrário também costuma ser verdade: excelentes colegas, extremamente bem capacitados, frustrados com suas carreiras e com as perspectivas de futuro.

Isso fica ainda mais nítido quando usamos gráficos de dispersão que correlacionam métricas de sucesso financeiro profissional com capacidade técnica. Nesses casos, podemos ver alta variação em relação à média.

De forma oposta, percebemos menos dispersão quando correlacionamos métricas de sucesso financeiro profissional com o volume de investimento realizado pelo profissional.

Em outras palavras: investir em estratégias de negócios na área de saúde é tão fundamental quanto investir em capacitação técnica, se o objetivo é alcançar sucesso financeiro profissional.

Esse foi o principal motivo que me levou à falência no meu primeiro consultório. Éramos três sócios com formação técnica excepcional e acreditávamos que apenas isso seria o suficiente para nosso sucesso.

Montamos um consultório razoavelmente bem equipado, no sexto andar de um prédio comercial pouco movimentado, em um bairro de alto movimento. Pensamos que era óbvio que o movimento surgiria subitamente em nosso andar, pois éramos bons tecnicamente.

Para nossa surpresa, clínicas da região com profissionais menos capacitados mas que investiam de forma mais pesada e consistente atraíam a clientela que esperávamos ser nossa.

Para trazer um exemplo simples, um profissional concorrente, desses com formação e práticas duvidosas, tinha montado uma clínica em uma avenida principal, em uma casa comercial, com uma estrutura bem superior à nossa, e permanecia com a agenda lotada, enquanto a nossa engatinhava.

Nesse primeiro consultório, se somarmos todo o valor investido (desde reformas até gastos correntes habituais), menos de 1% foi investido em estratégias e ações relacionadas ao crescimento do negócio. Hoje, tenho certeza que esse foi um dos principais motivadores para que esse consultório não tenha ido bem.

Competitividade e destaque

Muitos pensam que ao fazer um serviço tecnicamente bem feito, o único caminho possível a ser seguido é o do sucesso profissional. Essa pode até ter sido a forma principal para o sucesso de profissionais do passado, no entanto, essa não é mais uma verdade.

Em cenários altamente competitivos, empresas com grandes investimentos, especialmente aquelas também munidas com processos sólidos, acabam concentrando grande parte da demanda de clientes em seus serviços.

Nos últimos anos vimos exemplos claros dessas gigantes empresas ganhando espaço no mercado brasileiro: a rede *Dr. Consulta* expandiu seu número de clínicas para algumas dezenas em pouquíssimo tempo, depois de receber um aporte publicado de 300 milhões de reais; o grupo *Onco*

Clínicas se expandiu no Brasil inteiro e tem em seu *Board* investidores como *Goldman Sachs*, concentrando grande parte dos serviços de oncologia do país; e dezenas são as redes de clínicas que se expandem geograficamente Brasil afora.

O efeito desse processo todo é que grandes estruturas de tecnologia, marketing e vendas são criadas, com profissionalização de processos, tornando a vida dos pequenos *players* cada vez mais difícil. E é aí que os consultórios e pequenas clínicas se encontram.

A concorrência beira a injustiça: consultórios e pequenas clínicas brigam pelos mesmos clientes que se consultam em grandes redes e possuem departamentos inteiros de profissionais especializados em negócios, utilizando técnicas altamente eficazes para expansão de seus serviços.

Nesse cenário, apenas prestar um excelente serviço não será suficiente para esses pequenos. Se um serviço qualquer não possuir diferenciais claros, será muito pouco competitivo em um mercado com essas grandes redes de negócio que se formam.

Para piorar, além de competir com os grandes, esses pequenos vão começar a disputar com outros pequenos a demanda que sobra, gerando algo que vimos em todos os mercados em que isso aconteceu: a queda dos preços médios. Essa, afinal, é uma das formas mais simples de se diferenciar.

Por outro lado, quando esse contexto começa a ser verdade, aumenta também a variabilidade e especialização dos serviços: os prestadores começam a tentar buscar outros fatores de diferenciação além do preço. Esse pode ser um excelente caminho para consultórios e clínicas se diferenciarem, ainda mais em um universo digital.

Esse costuma ser o caminho dos mercados mais amadurecidos e provavelmente será também o caminho da saúde. Vamos explorar um pouco esse assunto, tamanha sua importância para o seu negócio.

Necessidade de diferenciação de serviços

Quando a competição aumenta, é natural que as empresas e os negócios comecem a buscar formas de se destacarem no meio da multidão. O destacado é diferente e costuma ser também mais desejado (não necessariamente pela maioria dos clientes, mas por uma parcela que passa a se identificar mais com aquela marca).

Ter um bom diferencial competitivo é fundamental para conseguir sair na frente e ganhar distância da concorrência. Quando grandes investidores avaliam negócios, nas mais diferentes áreas, o diferencial competitivo é um do principais pontos que falam a favor ou contra o investimento.

Coloque uma empresa com grande diferencial competitivo, que tenha uma grande barreira de cópia (barreira de entrada), em um mercado grande o suficiente que comporte o seu crescimento, com pessoas e processos bem estruturados: o sucesso costuma ser consequência.

Por outro lado, coloque uma empresa que faz mais do mesmo (ou um profissional que faz mais do mesmo), em um mercado cheio de competidores e não tão grande assim, com baixa barreira de entrada, que não investe em pessoas e não possui processos estruturados: o caos estará instalado.

Portanto, além de se certificar que você está em um mercado que comporta o tamanho dos seus sonhos, é bom verificar se o seu negócio possui um bom diferencial competitivo. E isso não necessariamente significa apenas uma formação específica ou um curso de pós-graduação no exterior.

De todos os pilares de diferenciação usados nos mercados competitivos, temos três que merecem ser exploradas um pouco mais à fundo, por serem os principais a serem acionados no mercado de saúde.

Primeiro pilar

O pilar mais óbvio é a busca de diferenciação pelo preço baixo, como falamos. Nesse caso, vemos os serviços espremerem as margens e investirem em eficiência de processos. Estamos falando de serviços mais expressos, menos personalizados. É um caminho que funciona para alguns.

Existe uma lei econômica básica, tão básica quanto a da oferta e procura, que é a lei da demanda. Segundo ela, em regra geral, o preço e a quantidade demandada num determinado mercado estão inversamente relacionados. Isso quer dizer que, quanto menor o preço, maior a demanda por determinado serviço.

Esse é o caminho mais simples utilizado por aqueles que não conseguem resultados atuando da maneira como escolheram: reduzem os preços e percebem um aumento considerável na demanda.

A mentalidade é a de que, no futuro, com maior movimento, aquele serviço novamente poderia subir os preços para os níveis originais. Isso até pode funcionar, especialmente para aqueles serviços que conseguem sobreviver com a queda da margem, mas não costuma ser o melhor caminho.

Foi esse caminho que tentei seguir, com meus sócios, em meu segundo consultório, mas que não funcionou por muito tempo. Abrimos um segundo consultório na sede de um convênio, em Belo Horizonte. O diferencial desse convênio, que gerava um enorme movimento, era o preço baixo.

Tudo funcionou razoavelmente bem até aparecerem convênios com valores ainda menores e clínicas populares, que eximiam a necessidade dos pacientes pagarem aquele mesmo valor mensalmente para o plano de saúde.

A saída que os gestores do plano encontraram foi tentar espremer mais as margens. Ou em outras palavras: reduzir os honorários repassados aos profissionais de saúde. Com pouco tempo, começou a ficar inviável o trabalho: para faturar um valor razoável, não conseguíamos manter nem o mínimo aceitável de qualidade.

Os pacientes perceberam essa queda de cuidado com o serviço. Depois de negociações frustradas com a diretoria, aquela situação motivou a minha saída do negócio.

A diferenciação por preço é sempre um caminho complexo para os pequenos. É preciso ter uma alta eficiência e um alto volume para que funcione bem. Além disso, geralmente vai te colocar na mão de poucos canais que concentram grande demanda e aumentam seu risco. Por isso não acreditamos que seja o melhor caminho para todos, especialmente para os pouco financiados.

Segundo pilar

O segundo pilar mais usado por serviços de saúde para se diferenciarem é o pilar da especialização. Nesse caso, os serviços focam em segmentos específicos de mercado e oferecem soluções especializadas, ganhando mercado pela especificidade da oferta.

Quando falamos em especialidades de saúde, estamos falando de uma forma simples e arcaica de diferenciação por especialização. Pense: um clínico geral possui um público alvo muito maior que um reumatologista. No entanto, para um paciente com artrite reumatóide, um reumatologista é muito mais específico do que um clínico geral.

Na maior parte das especialidades de saúde, portanto, costuma ser mais eficaz competir com menos profissionais por um mercado menor (menos reumatologistas concorrem por pacientes com doenças reumáticas) do que competir com muito mais profissionais em um mercado apenas um pouco maior (generalistas).

Quando essa relação começa a ficar saturada mesmo no nível da especialidade, começamos a ver o surgimento das subespecialidades e o foco em determinadas patologias específicas. É fácil perceber que vamos começar a ver profissionais especialistas focando cada vez mais em doenças, tratamentos ou técnicas muito específicas, para se diferenciarem dos generalistas, mesmo dentro de suas especialidades.

A especialização técnica é fundamental para profissionais de saúde em mercados de alta competitividade.

Terceiro pilar

O terceiro pilar da diferenciação é o da prestação de serviços que possuem características únicas. Podem ser mais exclusivos, tecnológicos, ou apenas diferentes.

Nesse caso, a experiência do consumidor conta muito mais do que o resto. Podemos falar de um serviço que se destaca pela extrema pontualidade. Ou de um serviço que se destaca pela tecnologia. Ou de um serviço que se destaca pelo atendimento ao cliente.

Os valores que esses serviços praticam costumam ser superiores à faixa média naquele segmento e a opção por esse tipo de serviço se dá pela busca por mais comodidades do que se encontra nos serviços concorrentes similares.

Note que não estamos falando necessariamente de serviços voltados para classes sociais mais altas. Estamos falando de serviços exclusivos que se diferenciam em quaisquer faixas, geralmente pela forma como são prestados. Podemos falar de uma clínica especializada nas Classes C, D e E, que oferece serviços incomparáveis com as demais opções para o mesmo público.

As melhores maneiras para se diferenciar

Existem várias outras formas através das quais os serviços de saúde podem buscar a diferenciação. Alguns serviços podem ser homologados para serem os únicos prestadores de determinado convênio. Outros podem se diferenciar dos demais ao vencerem licitações públicas para atenderem uma região. Outros podem ainda se diferenciar pela popularidade de seus profissionais. Essas costumam ser formas de diferenciação mais dependentes de terceiros e com maior risco associado. Não costumam ser verdadeiros diferenciais competitivos, mas sim, oportunismos.

Os dois últimos pilares apresentados, em nossa opinião, são os mais sustentáveis no longo prazo. Em outras palavras, podemos chamar essas duas últimas formas de diferenciação, respectivamente, como diferenciação por conteúdo ou por forma. Especialmente quando mescladas, costumam criar serviços quase sempre incomparáveis.

Ambas permitem a criação de audiências que valorizam os serviços oferecidos e favorecem a experiência do paciente. Aqueles profissionais que se tornam ícones em seus segmentos sempre terão demanda por seus serviços e sempre poderão ditar o preço em seu mercado. Lembre-se dessa máxima: o líder de um mercado, em geral, define o preço.

Tanto a diferenciação por especialização quanto a por exclusividade permitem espaço para que os menores engulam os grandes. Nesses casos, o oposto da lógica tradicional de mercado acontece: quanto menor e mais eficiente, mais aconchegante e específico é para o paciente. Quanto mais específico, mais dificilmente um serviço genérico e grande será uma melhor opção.

A tendência, inclusive, é que esses excelentes pequenos serviços dominem fatias expressivas de mercado, crescendo como os melhores em seus respectivos pilares de diferenciação. Começamos a ver algumas clínicas extremamente específicas que começaram a perceber seu alcance e franquearam suas unidades, gerando um grande impacto econômico em suas áreas de negócio.

Eventualmente você vai notar a incorporação de alguns desses pequenos, que fizeram excelentes trabalhos, por grandes que se sentiram ameaçados.

Diferenciação e geração de audiências

Para que mais casos como esses se tornem realidade, os negócios devem ter a capacidade de gerar audiência em um público específico. Se uma fatia do mercado começa a se identificar mais com um pequeno prestador do que com um tradicional, dificilmente esse segmento será reconquistado, pela especificidade e exclusividade dos novos serviços experimentados. Portanto, o segredo para o crescimento dos pequenos é o crescimento de suas respectivas audiências. E, com tecnologia, isso ficou um pouco mais fácil.

No caso da especialização, estamos falando de um público específico que se interessa por aquele assunto ou que possui aquela necessidade. No caso da diferenciação por exclusividade, no público específico que se interessa por aquela forma de negócio.

Pense em uma clínica hipotética de medicina geral que abre uma unidade no centro de São Paulo, com a seguinte e única promessa: "somos a clínica mais pontual do Brasil". E suponhamos que ela consiga de fato cumprir o combinado. Consegue enxergar que uma enorme fatia de pacientes se sentiriam inclinados a consumir os serviços dessa clínica, por causa desse simples fato?

Perceba que, quando falamos em audiência, não estamos falando de acumular milhares de seguidores em redes sociais. Estamos falando de ter um público-alvo conectado com as mensagens do negócio, realmente fiel e que dê atenção ao que aquele serviço tem para falar. No caso dessa clínica que citei como exemplo, a audiência seria provavelmente formada por pessoas que possuem a rotina apertada e que valorizam a pontualidade em seus tratamentos de saúde.

É bem possível que, por causa desse simples detalhe (pontualidade britânica) fazendo uma separação entre as clínicas comuns e essa clínica, ela consiga uma audiência maior e mais fiel do que as clínicas generalistas em seu redor.

Pare e pense como essa pequena questão pode fazer toda a diferença: em qual clínica você iria? Se nada mais fosse diferente entre elas, você iria em uma clínica generalista qualquer ou em uma clínica generalista extremamente pontual?

O lado psicológico da escolha tende a pesar muito nesses casos. Quando uma clínica se posiciona como "a mais pontual", isso automaticamente torna a nossa percepção das demais como "clínicas que atrasam". A mensagem mais específica, portanto, costuma chegar mais longe e gerar mais resultados.

Atenção: o alvo dos negócios

A diferenciação permite maior especificidade. A maior especificidade geralmente facilita a chamada de atenção do público em questão.

Atenção é a palavra da vez: ela está cada vez mais disputada. A atenção dos pacientes potenciais é disputada por grandes empresas da área de saúde, por planos de saúde, por redes de clínicas, por outros pequenos *players*, por profissionais que se especializam em nichos e por aqueles que se diferenciam por preço.

O que todos esses *players* buscam é a conquista do posto de referência naquele assunto por aquele possível consumidor.

Veja um exemplo simples: mesmo que você não tome refrigerante, é certo que você consideraria comprar uma *Coca-Cola* caso alguém te solicitasse que levasse refrigerante para um churrasco. Você só faz isso porque conhece a *Coca-Cola* e porque, ao longo da sua vida, percebeu que a maior parte das pessoas gosta dos produtos da *Coca-Cola*. Você faz isso tanto porque se lembra mais, quanto porque confia mais nela.

O mesmo acontece com várias marcas que são referência em seus segmentos. O mesmo acontece na cabeça dos pacientes com os serviços de saúde.

Vários profissionais podem ser procurados quando um paciente precisa resolver um problema. Mas esse paciente certamente irá recorrer àquele profissional que, antes do seu momento de necessidade, já era uma referência para ele. O paciente certamente irá procurar conforto em um momento de estresse: e nada mais reconfortante que buscar a familiaridade quando estamos aflitos.

Esse é um dos pilares fundamentais que diferenciam as Clínicas Digitais das tradicionais: as primeiras entenderam que a tecnologia acabou com as barreiras físicas para os negócios e permite que uma marca converse com um possível consumidor muito tempo antes do momento de consumo, se tornando referência em sua área mesmo para pacientes que nunca ali se consultaram.

Uma Clínica Digital constrói uma audiência que é cada vez mais engajada com aqueles diferenciais. Quanto mais os concorrentes se aproximam, mais ela inova, para manter a distância.

Manter a audiência engajada, especialmente em relação aos pontos únicos e dificilmente copiáveis, é fundamental para que esse paciente mantenha os serviços daquela clínica como uma opção possível em seu universo de escolhas, quando ele realmente precisar de ajuda.

Muitos profissionais pensam que o processo de escolha de serviços de saúde é um evento pontual, pouco influenciável e, portanto, de ocorrência praticamente aleatória. No entanto, essa não é uma verdade. O paciente caminha por uma jornada longa até o momento que opta por determinado serviço. Construir uma audiência e estar ao lado da mesma enquanto ela percorre esse caminho é fundamental para otimizar os resultados.

Conhecer a Jornada de Decisão do Paciente é um grande diferencial competitivo para clínicas e consultórios. Na próxima parte, vamos explorar um pouco mais essa jornada e como ela acontece no mundo digital. Mas antes, quero te explicar exatamente o porquê do foco no digital.

O mundo cada vez mais digital

Hoje, aproximadamente 55% da população brasileira tem acesso à internet. Estimativas apontam que esse número vai alcançar índices superiores à 75% entre os próximos 5 e 10 anos. Hoje, mais de 160 milhões de aparelhos celulares possuem acesso à rede 3G no país.

A internet não é uma moda ou uma onda. Ela é uma plataforma que mudou as relações humanas e a forma como os negócios acontecem. É um caminho sem volta, que acabou com empresas que negligenciaram seu crescimento.

A *Blockbuster* faliu. A *Netflix* prospera. Livrarias gigantescas estão fechando as portas. A *Amazon* vende milhões de livros digitais diariamente. Temos muitos amigos que não vemos há anos, mas que sentimos sua proximidade através das redes sociais. Aplicativos resolvem problemas gigantes de nossa rotina, todos os dias.

Na área de saúde provavelmente não será diferente, como vimos. É extremamente provável que tenhamos atendimento online e telemedicina plena, em breve, em quase todas as áreas e especialidades. As tecnologias devem ser regularizadas e a forma como as coisas são feitas hoje em dia não será a mesma no futuro próximo. Como vai ser? Eu não seria arrogante a ponto de tentar cravar uma previsão. Mas posso garantir que será diferente. Vamos ver um cisne negro mudar a forma como as coisas são feitas na área de saúde, em algum tempo.

E, olhando pela ótica do mercado e dos serviços que buscam se destacar, a tecnologia sempre será um dos grandes pilares de diferenciação em que serviços se apoiarão. Pense em uma clínica generalista, em uma cidade movimentada, que começa a se destacar pelo alto investimento em tecnologia. Percebe que, mesmo sem diferenciação técnica, ela passa a ser uma opção interessante para uma determinada audiência?

A grande questão é entender que maleabilidade é extremamente importante para se manter na ponta. A tecnologia fará parte de todas as empresas de sucesso, de forma enraizada e não apenas como forma de diferencial competitivo. Não será diferente na saúde.

Quando você tiver a oportunidade, converse com um recém-formado da sua área de formação. Converse com alguém que acabou de sair da faculdade. Sua "ficha vai cair" quando você descobrir que esses novos profissionais nunca viveram em um mundo sem internet. Essa é uma revelação simples, mas que muda todo o cenário, concorda? A tecnologia é nativa para os novos profissionais. Eles são o que chamamos de *Netizens*, ou nativos digitais, cidadãos da internet.

Essa nova leva de pacientes e de profissionais de saúde que está nascendo não saberá, em breve, o que é ligar para agendar uma consulta. Eles não saberão o que é ligar para autorizar um exame. Eles não saberão o que é ir a um consultório para saber mais sobre um problema de saúde. Eles não saberão o que é marcar um retorno para mostrar exames.

Quando essas situações começarem a ser verdade, colocarão em posição de destaque as clínicas e prestadores que derem os primeiros passos, se diferenciando da concorrência.

Pacientes não se conectarão com profissionais por uma simples indicação de um amigo ou familiar. Eles até podem iniciar uma jornada de decisão mais influenciados por um ou outro profissional. No entanto, as audiências se formarão de forma cada vez mais independente do *Offline*, no mundo digital.

As gerações serão diferentes

Muita gente fala sobre a nova geração como uma geração mimada, que não sabe o que é trabalhar pesado. Essa é uma inverdade. Essas pessoas vivem uma época de mais disponibilidade de recursos e podem focar em seus ideais e viver um propósito de vida maior.

São pessoas tecnologicamente mais preparadas e que vão encontrar maneiras diferentes de se destacar em seus mercados. A figura do médico tradicional, que cresce com o boca a boca, vai acabar. Essa nova geração vai se conectar de formas muito diferentes com seus pacientes, gerando audiências fiéis, que vão consumir serviços de formas diferentes daquelas que temos como referência.

Mas não se assuste, de maneira nenhuma falo isso para você temer. O faço para que você se prepare e internalize que as mudanças serão parte dos negócios bem sucedidos na era pós-digital.

Investir em tecnologia não deve ser uma eventualidade em seu consultório. Deve ser uma constante. Empresas como *Dr. Consulta* e *Onco Clínicas* possuem áreas e orçamentos inteiros separados para tecnologia. Defendo fortemente que o seu consultório e a sua clínica também o tenham. Isso vai te obrigar a buscar o topo e ficar dentro dos 1% que serão melhor preparados para se diferenciarem no mercado competitivo.

Agora, quero te trazer alguns dados que irão mostrar como nada disso é utopia. Eu entendo que isso possa parecer algo de um futuro distante, mas não é. Você verá que o processo de transformação digital já está acontecendo e várias oportunidades não foram sequer percebidas por profissionais, que continuam fazendo as coisas da forma tradicional, enquanto o mundo muda debaixo de seus narizes.

A jornada do paciente, hoje, é muito mais digital do que você pensa.

Mudanças de comportamento do paciente

O Google realizou uma pesquisa muito interessante, em 2006, sobre o comportamento digital do paciente. O estudo foi extremamente bem conduzido, possui amostragem significativa e representa bem o que acontece nos quatro cantos do Brasil.

Desde 2006, a quase totalidade dos pacientes que possuíam acesso à internet (99%) relatava que já haviam usado a rede para buscar informações de saúde. A enorme maioria desses, como já era de se esperar, buscava por sinais e sintomas de doenças (mais de 60%).

Um dado que chama bastante a atenção, nessa pesquisa, é que mais de 30% dos pacientes buscavam informações diretamente em sites e blogs de profissionais de saúde e instituições. Com o aumento do número de profissionais de saúde com presença digital, estimamos que esse número tenha também subido de lá pra cá.

Em 2006, pacientes já recorriam mais à internet do que aos próprios profissionais de saúde como primeira fonte de informação sobre um problema de saúde.

Logo, é correto dizer que os pacientes vão aos consultórios já munidos de informações coletadas no universo digital. Eles vão em busca de orientações, sim, mas também vão atrás de validações para o conhecimento previamente adquirido. Ou seja: eles já receberam informações das clínicas A, B e C. A sua clínica é provavelmente a Clínica D.

Mais de 80% dos pacientes com acesso à internet em 2006, que agendaram consultas, recorreram à internet nos 14 dias antecedentes ao agendamento, buscando informações sobre serviços e profissionais.

E tem mais: mais de 70% desses pacientes relataram que as informações que encontraram *Online* foram definidoras das ações que tiveram *Offline*. Isso significa que pacientes tomaram decisão baseados no que viram na internet.

Em 2006, as pesquisas mais importantes realizadas pelos pacientes na internet eram relacionadas à busca de informações sobre tratamentos e prescrições, com informações sobre drogas e medicamentos para tratar aquelas condições.

A maior parte dos pacientes que buscavam por informações de saúde na internet agendavam consultas nos dias subsequentes e apresentavam algum tipo de tentativa de mudança de estilo de vida, baseados nas informações que haviam encontrado *Online*.

Ao contrário do que se pensa, menos de 9% da população usava essas informações com alguma intenção de se automedicar antes de procurar ajuda especializada. Esse número, com o aumento da publicidade em torno do tema, provavelmente caiu ao longo dos anos.

As principais plataformas às quais esses pacientes recorrem, quando precisam de informações de saúde em um determinado momento de sua jornada de decisão, são as ferramentas de busca (*Google* e similares). Muita gente pensa que manter uma audiência em redes sociais é suficiente para ser lembrado por esses pacientes, mas esse comportamento mostra justamente o contrário: quando precisam, recorrem para fontes que "parecem" mais confiáveis que as redes sociais.

Esse não é um comportamento pontual

Quando questionados sobre o uso futuro das ferramentas digitais, a maior parte dos entrevistados relatou que certamente recorreriam à essas ferramentas em situações de busca de informações sobre novas condições de saúde e para análise comparativa de serviços.

Um dado interessante, que vou tratar mais a fundo quando falarmos sobre *Marketing 4.0*, é que grande parte dos pacientes relatou que confiaria também nas ferramentas digitais para confirmar o que escutaram em rádio ou assistiram na televisão.

90% dos pacientes confirmaram se lembrar de terem visto anúncios *Online* sobre serviços de saúde nos 30 dias anteriores à pesquisa. Quando questionados sobre a efetividade desses anúncios, apenas 7% dos pacientes disseram não clicar em anúncios de saúde na internet.

Grande parte dos pacientes disseram clicar nos anúncios em todas as etapas da jornada de decisão (desde a busca por informações até a análise de alternativas de serviços, bem próximos do momento de tomada de decisão final). No entanto, quanto mais próximo do ponto de tomada de decisão (agendamento de uma consulta, por exemplo), maior valor era dado para *websites* com muito conteúdo que conseguiam bom posicionamento orgânico.

Em outras palavras, podemos dizer que o pré-consulta é altamente influenciado pela internet e pelas ferramentas de busca de informação. Se esse já era o cenário em 2006, imagine então agora.

Com o pós-consulta não é diferente

Mais de 50% dos pacientes que saíam dos consultórios recorriam à internet nos dias seguintes em busca de informações que pudessem invalidar o que aquele profissional disse durante a consulta e que justificasse o agendamento de uma segunda consulta, com outro profissional, para escutar uma segunda opinião.

Como profissionais de saúde, devemos ter em mente que o paciente já está com uma "conversa mental" sobre determinado problema de saúde acontecendo em sua cabeça quando nos procura.

Quando você começa a explicar sobre determinado assunto, o paciente já começa uma avaliação sobre o que você fala, embasado por dezenas de informações que ele possui como referência. Pode ser que essas informações prévias sejam erradas. Pode ser que sejam apenas diferentes ou miraram com uma ótica distinta da sua sobre um problema. Independentemente disso, enquanto você fala, o paciente está te avaliando.

Note que aquela época em que o profissional de saúde trazia uma informação para a mesa e ela era inquestionável simplesmente acabou. Hoje, por mais respeito que um paciente possua por você, as informações são questionadas e essa avaliação é feita em tempo real.

O ideal é sempre tentar trazer para a discussão as informações prévias que esses pacientes possuem, de forma a realmente aniquilar com as objeções que eles possam ter à continuidade do tratamento com você. Vou falar sobre como fazer isso em breve, não se preocupe.

Mas, para concluir este assunto, preciso que você se lembre: desde 2006, as pessoas já tomavam decisões sobre sua saúde com base em dados encontrados *Online*. A tendência é que esses dados só aumentem, como estudos mais recentes confirmaram.

Resolvi trazer esse estudo de 2006 pois o impacto costuma ser alto, principalmente para os céticos, que não acreditam no poder das estratégias digitais.

A internet faz parte da vida das pessoas e vai continuar fazendo.

Como você viu até agora, os serviços de saúde vão buscar maior diferenciação com o aumento da competitividade do mercado. Aqueles que, durante esse processo, alcançarem maior audiência fiel, serão aqueles a serem temidos. Para criar audiência, é imperativo atuar no universo digital.

Muitos profissionais, no entanto, insistem em estratégias de comunicação e de marketing tradicional, exclusivamente *Offline*, pois acham que são mais efetivas do que as estratégias digitais.

Além de serem mais caras, menos direcionadas e menos eficazes, essas estratégias *Offline*, quando isoladas, fazem com que esses profissionais desperdicem muito dinheiro. Ainda, como você vai ver, é praticamente impossível acompanhar toda a jornada de decisão do paciente, nos dias atuais, estando fora da internet.

Esses profissionais mantêm esse tipo de pensamento retrógrado pois não conhecem à fundo como se dá o percurso do paciente, no mundo digital, até chegar ao consultório, bem como todos os conceitos do *Marketing 4.0*, que é justamente o marketing que diferencia as Clínicas Digitais.

Vamos falar um pouco sobre isso?

Parte 2: Jornada do Paciente na Era Digital

A Jornada de decisão de compra

Pense que um paciente que possui sintomas de diabetes mudou para uma nova cidade ou resolveu investigar mais sobre o assunto, depois de meses negligenciando aqueles sintomas.

É possível, sim, que ele seja mais direto e busque referências de poucos amigos ou familiares e decida rapidamente com quem se consultar. No entanto, esse processo costuma seguir uma jornada um pouco mais longa do que essa.

Nesses casos, é muito comum que o paciente comece a buscar informações sobre sinais e sintomas relacionados ao seu problema. Depois, começa a buscar informações sobre formas de resolver aquele problema. Mais adiante, começa a buscar informações sobre tratamentos, remédios, cirurgias. Só então ele começa a pesquisar as alternativas de serviço que ele tem. E é aí que entra a comparação entre os profissionais.

Alguns pacientes vão optar pelo fator preço. Outros, pela especificidade. Alguns, pelo serviço diferenciado. Outros, vão dar mais peso às indicações de amigos e familiares. Mas todos vão se lembrar exatamente das informações que receberam durante o processo de decisão.

Suponhamos que, ao invés de buscar informações em sites e páginas genéricas, o paciente diabético que citamos acima tenha encontrado todas as informações que buscava no site de uma clínica, que fica próxima à sua casa. É altamente provável que, por ter acompanhado o ciclo de decisão daquele paciente, essa clínica seja uma opção mais óbvia e segura para ele. Como você verá adiante, 70% dos pacientes relata que as informações que encontram em suas pesquisas de saúde influenciam nas decisões que tomam ao agendarem suas consultas.

Nesse momento, vários processos mentais inconscientes levam o paciente à única decisão óbvia que ele precisa tomar: agendar com aquela clínica, afinal, foi ela que forneceu informações úteis quando ele precisava. Foi ela que se colocou à disposição para tirar qualquer dúvida. Foi ela que explicou quando o tratamento clínico ou cirúrgico deveria ser escolhido. Foi com essa clínica que aquele paciente "conversou mentalmente" durante seu processo de escolha.

Veja como é confortável para esse paciente tomar essa decisão: ele terá a certeza de que, naquela clínica, aquele problema será tratado. Ele não corre o risco de chegar lá e descobrir que aquela situação que ele possui não é uma especialidade daqueles profissionais. Ele não corre o risco de chegar lá e se frustrar com a forma através da qual aqueles profissionais vão conduzir seu caso, pois eles já explicaram em detalhes como seria essa condução, em textos e vídeos *Online*. É confortável para esse paciente buscar ajuda nessa clínica.

Esse processo todo que ilustrei acima se chama Jornada de Decisão de Compra, que gosto de modificar para Jornada do Paciente. Ele não necessariamente passa pela internet, embora essa seja a tendência atual, como vou te mostrar. Nesse processo, o paciente passa por várias etapas até partir para uma ação definitiva e se tornar um multiplicador das mensagens daquela marca.

Essa jornada é fundamental para aumentar a audiência de um serviço e gerar alcance exponencial. Vamos explorar com mais profundidade técnica esse conceito na próxima parte do livro, mas esse é o melhor momento para começar a ilustrá-lo.

Os passos desse caminho e a história de Fernando

Veja como funciona um ciclo que aumenta a audiência de uma clínica que fez por onde e se diferenciou das demais.

Um paciente, vamos chamá-lo de Fernando, descobre que tem um problema. Isso acontece quando sua atenção é chamada para determinado ponto ou sintoma. Pode ser que isso aconteça por causa de um *Outdoor* que ele viu na rua ou por uma campanha de prevenção que passou na TV. Pode ser porque Fernando tenha assistido a um filme que lhe chamou a atenção para um determinado sintoma de um personagem. Pode ter sido através de ações de marketing que chegaram até ele e também pode ter sido de forma orgânica, em uma conversa com amigos.

Um vez atento para aquilo, o próximo passo de Fernando é procurar entender melhor o seu problema. Ele, então, começa a buscar ativamente por mais informações. É possível que Fernando faça isso em conversas com amigos, com parentes, ou até pelo *Google,* assim como eu fiz quando soube de meu diagnóstico de tumor ósseo. Talvez, ele busque mais informações em sites especializados, talvez siga a página de um profissional famoso em uma rede social. Pode ser, também, que busque um vídeo para entender melhor sobre o problema.

Nesse ponto, Fernando passa a compor a audiência de algum serviço. A troca é justa: o serviço auxilia Fernando no entendimento de seu problema e ele se sente mais inclinado a consumir o serviço de quem já o ajudou, antes mesmo de sair de casa.

Com mais informações, é possível que Fernando tenha, também, dúvidas. Ele pode começar a buscar respostas para perguntas específicas. Pode mandar uma mensagem em um formulário do site de uma clínica, ou uma mensagem na página de uma rede social. Pode fazer um comentário em um artigo no blog de algum profissional. Pode perguntar para amigos. Pode até ligar em uma clínica e fazer algumas perguntas menos diretas sobre os serviços.

Em determinado momento, Fernando vai chegar à conclusão de que precisa tomar uma ação: precisa agendar uma consulta ou um procedimento. Ele vai fazer isso seja porque não conseguiu todas as respostas que precisava, seja porque conseguiu e entendeu que precisa de auxílio profissional dali em diante. Ele vai comparar as opções que existem próximas à sua casa, próximas ao trabalho, que atendam pelo seu convênio ou que sejam particulares, que ofereçam serviços exclusivos ou que atendam rapidamente, de acordo com seu perfil.

Ao chegar até a clínica, ele vai avaliar cada detalhe do serviço recebido. Aquele serviço prestado, que é o cotidiano para uma clínica, é uma exceção na rotina de Fernando. Ele não vai ao médico todos os dias. Toda experiência será percebida e notada. Ali, ele começa a formar sua opinião sobre o atendimento. A cada ponto fraco encontrado, Fernando se decepciona. A cada ponto forte, ele se sente certo de sua escolha. E a verdade é que nem Fernando e nem ninguém gosta de se sentir errado.

Ao final daquele atendimento, ele pode se encontrar insatisfeito, neutro ou satisfeito com a consistência do que recebeu. De acordo com esse desfecho, pode se tornar um promotor ou detrator daquele serviço e daquela marca.

Se ele se torna um promotor, ele passa a ser mais uma voz que fala à favor daquele serviço. Ele ajuda no crescimento da audiência e na saúde do negócio. Aquela marca passa a ter um reforço social (mais pessoas falando sobre a qualidade do serviço oferecido) que colabora com sua oferta de serviço diferenciado.

Agora, não é apenas a marca que fala de si mesma. São as pessoas que confirmam que todos aqueles valores são reais e vívidos. Se uma marca gera uma audiência que nasceu através da busca por uma determinada necessidade e consegue manter uma consistência de entrega de serviços que é compatível com a expectativa anunciada, as coisas fluem muito bem. Esse é o ciclo virtuoso de crescimento da audiência dos serviços diferenciados.

A jornada de decisão do paciente acontece da mesma forma, mesmo com mais ou menos tecnologia. Em algumas áreas de saúde, ela pode ser mais simples e encurtada, como na busca por um profissional oftalmologista. Em outras áreas, ela tende a ser mais complexa e longa, como na busca por um profissional cirurgião bariátrico. No entanto, em todos esses casos o paciente tende a passar pelas mesmas fases, em sua jornada.

Para profissionais que estão em busca de diferenciação de seus negócios e criação de audiências fiéis, respeitar a jornada de decisão do paciente é fundamental para criar uma experiência *Premium*, realmente compartilhável.

Experiência *Premium* para pacientes e a história de Beatriz

Um paciente, seguindo por uma jornada de decisão, pode ter uma boa ou uma má experiência. Ele pode, ainda, ter uma experiência *Premium*. Clínicas Digitais que oferecem essa última são aquelas que vão gerar negócios excepcionais. Essas clínicas são as mais preparadas para um cenário competitivo e digital.

A jornada do paciente em busca de informações até o momento em que ele agenda um procedimento pode ser feita por diferentes caminhos. Alguns desses caminhos serão mais fluídos, outros menos.

Independentemente do canal utilizado (*Online* ou *Offline*, como vamos explorar mais pra frente), veja como essa comunicação fica truncada quando cada etapa é realizada com uma referência diferente e como isso tudo influencia na experiência do paciente.

Vamos pensar agora na história da Beatriz. Imagine que ela tenha descoberto que possuía um problema depois de se deparar com um anúncio da Clínica A, na televisão. Após ter sua atenção voltada a isso, começou a buscar informações na internet, pelo *Google*, e descobriu a Clínica B, que fica em um estado diferente do que ela mora, mas que fala sobre várias questões e assuntos que são de seu interesse.

Beatriz, então, começa a tirar dúvidas com serviços de sua cidade e descobre o site da Clínica C, que fala algumas coisas um pouco diferentes das clínicas anteriores. Já que as informações não são tão consistentes, ela resolve marcar com a Clínica D, que é mais perto de sua casa, para tentar resolver seu problema.

Durante o atendimento, ela questiona o profissional sobre as informações que recebeu das Clínicas A, B e C. Esse profissional "desmente" essas informações e passa outras. Beatriz, por mais satisfeita que esteja com o serviço da Clínica D, sai cética quanto ao atendimento e com muitas dúvidas.

Essa não foi nem de perto uma experiência boa. E, para piorar, abre espaço para a concorrência.

É bem possível que, não satisfeita, Beatriz busque mais informações na internet, até encontrar a Clínica X. Lá, as coisas acontecem de formas diferentes.

Ao começar a buscar informações na Clínica X, Beatriz recebe informações em texto que explicam as dúvidas que ela teve até ali. Assiste vídeos daquele profissional, explicando em detalhes o que ela não entendeu. Vê *links* indicados por essa clínica para as sociedades daquela especialidade e entende as informações oficiais.

Quando decide ir ao *site* da clínica para saber sobre os serviços, percebe que é exatamente aquilo o que ela quer. Fica muito feliz e resolve marcar na hora mesmo. Fica surpresa ao perceber que pode fazer isso pela internet mesmo, sem nem precisar ligar para ninguém.

Quando chega à consulta, Beatriz comenta com o profissional sobre o que ela leu em seu site, assuntos que ele mesmo escreveu. A conversa flui, as dúvidas são tiradas, a comunicação não é truncada. Os dois lados estão alinhados. A experiência de Beatriz é bem diferente. E ela sai de lá uma promotora da Clínica X.

Para completar, imagine que, dali em diante, a Clínica X comece a levar para Beatriz materiais relevantes sobre novidades daquela doença, para que ela fique por dentro de todas as novas tecnologias em seu tratamento.

Quando a mesma comunicação é aplicada no processo de decisão por completo, o caminho é menos tortuoso. A confiança é mais alta. A autoridade que esse profissional alcança é inigualável. Imagine, por fim, que esse tratamento seja um sucesso e que Beatriz saia satisfeita. É muito possível que ela vá fazer uma grande apologia à essa marca, em todas as situações que tiver oportunidade.

Isso é o que chamo de Experiência *Premium* do paciente. Note que não estou falando de oferecer luxo ou mordomias aos pacientes. Estou falando de oferecer experiências únicas, sólidas, que podem ser feitas para todas as classes sociais e níveis de serviço.

Em um mercado cada vez mais competitivo, é fundamental começar a olhar para o pré e pós-consulta como extensão do atendimento. A comunicação deve começar bem antes, no início da jornada de decisão, e deve seguir até bem depois da consulta, quando esse paciente se torna um promotor. A melhor maneira de diferenciar o negócio, no mundo cada vez mais digital, é investir em tecnologia para ficar cada vez mais próximo e relevante para sua audiência, em toda jornada de decisão, não apenas no consultório.

Essas experiências fortalecem a marca e criam um engajamento enorme entre o profissional e o paciente. É altamente improvável que esse paciente sinta necessidade de se consultar com outros profissionais no futuro, afinal, ele teve uma experiência fantástica. Essas chances diminuem ainda mais quando esse profissional se mantém próximo, presente e amigável.

A consistência de comunicação e consistência de processos é fundamental para clínicas que querem conseguir alçar grandes voos com auxílio de tecnologia e criar audiências realmente sólidas. Você vai entender exatamente o porquê disso em breve.

Consistência de comunicação e serviço

Imagine que você é o profissional que atendeu Beatriz. Imagine que todo esse trabalho foi feito de forma formidável e que ela saiu extremamente satisfeita com os serviços prestados por você.

Como uma paciente promotora, ela se sente feliz em compartilhar essa informação com seus amigos e familiares que também precisam de ajuda na sua especialidade.

Por isso, quando alguém perguntar a ela se possui algum serviço para indicar, ela vai falar sobre você e sobre sua clínica. Beatriz irá falar sobre as informações que encontrou em seu site, sobre os vídeos que assistiu, sobre a experiência com os seus serviços e sobre como foi atendida rapidamente. Ela vai falar sobre como foi bom conversar com você, que a atendeu com simpatia e bom-humor. É possível até que ela mencione a limpeza e o cheiro agradável da sala de espera, afinal, ela teve uma experiência *Premium*.

Aquele outro paciente, que recebe as informações dadas por Beatriz, vai criar uma imagem bem específica sobre sua clínica em sua mente. Ele vai chegar até você esperando o exato tratamento que lhe foi descrito.

Imagine, agora, que esse novo paciente chegue lá e, diferentemente do que lhe foi dito, ele aguarda mais de uma hora para ser atendido. Ele chega ao consultório esperando um profissional bem-humorado, mas vê um profissional ansioso e preocupado, tenso com alguma situação pessoal específica. Ele tem dúvidas e questiona, esperando tê-las todas esclarecidas, mas recebe em troca respostas curtas e pouco esclarecedoras.

A experiência desse novo paciente foi completamente diferente da de Beatriz. Ele vai conversar com ela, eventualmente, e vai compartilhar sua frustração. É provável, inclusive, que Beatriz se espante e deixe de indicar os seus serviços ou faça-o com muito mais parcimônia dali em diante.

Esse é o ciclo pelo qual passam os oportunistas: aqueles profissionais que se esforçam muito para fingir que se importam com seus pacientes. Eles até conseguem criar boas experiências para alguns pacientes, de vez em quando. Mas nada que não é natural dura muito tempo. Eventualmente ele desliza. E essa inconsistência acaba matando os ciclos que começavam a se formar. É por esse motivo que eles não criam audiências fiéis aos seus negócios.

Isso é muito importante: a consistência e a padronização dos processos impactam de maneira extrema a experiência de longo prazo com a sua marca.

Sua marca precisa ser consistente e esse é o segredo para conseguir audiência, escala e viralização.

Sim, viralização. Veja este próximo exemplo.

Pense agora que esse segundo paciente tenha tido a exata experiência descrita por Beatriz. Ele saiu de lá, também, encantado. Ao conversarem, eles certamente vão ter algo em comum para compartilhar. O pensamento é o seguinte: "eu fui bem atendida, indiquei o serviço e meu amigo foi bem atendido também. Eu, paciente, fiz um bem para um amigo que tanto gosto simplesmente indicando aquele serviço".

Esse fluxo ganha um reforço positivo e agora são duas pessoas que farão o mesmo. Todos gostam de indicar coisas boas para pessoas queridas. Eles indicam para novos pacientes, que terão as mesmas experiências e os mesmos diálogos vão acontecer de novo, enquanto as expectativas estiverem bem alinhadas com o serviço entregue. Esse fluxo se potencializa cada vez mais.

Agora, as duas viram quatro. As quatro viram oito. Esse ciclo continua e o público que fala à favor da marca aumenta.

Nesse momento, suponhamos que aquele profissional começa a se desleixar e o atendimento começa a não ser tão consistente assim, novamente.

As pessoas começam a compartilhar as experiências negativas novamente e os fluxos começam a perder intensidade. Tudo que foi construído cai por água abaixo.

A viralização é um efeito poderoso para qualquer marca. Ela permite um alcance bem superior em relação ao que apenas o investimento em divulgação conseguiria gerar.

Poucas pessoas compreendem que a viralização está muito mais relacionada à consistência de processos do que com a sorte dos eventos esporádicos.

Vamos para um exemplo mais prático?

Pense em qualquer cadeia de alimentação, que seja global. Applebee's ou Outback, por exemplo (pense em uma que você goste, para não enviesar a conversa).

Concorda que, se você fosse amanhã nessa rede e recebesse um tratamento completamente diferente daquele que já recebeu até hoje, sua experiência com a marca seria prejudicada?

Você gosta dessa cadeia de restaurantes, provavelmente, porque sabe exatamente o que esperar quando vai lá. E essa é uma verdade seja no Brasil ou em qualquer lugar do mundo. Isso te dá conforto e consistência. Te proporciona algo conhecido quando você está em um universo novo. Te traz familiaridade.

Por isso, se alguém te pergunta de um restaurante com uma característica X e que você sabe que se alinha com a dessa rede de restaurantes que você gosta, você indica, certo?

Agora responda: você seria um cliente frequente e indicaria os serviços, por exemplo, de um restaurante que a cada visita apresenta uma comida com qualidade diferente? Você indicaria esse restaurante se o tratamento dos garçons fosse bom apenas de vez em quando?

Provavelmente não, concorda?

Às vezes, bom é melhor que ótimo...

A consistência de processos, procedimentos e do tom de comunicação é essencial para qualquer negócio de sucesso. Não seria diferente para sua clínica.

Quando você deixa o atendimento ao paciente por conta de sua equipe, sem treinamento e sem padronização, você corre o risco de que seus pacientes recebam experiências diferentes a cada vez que vão ao seu consultório.

Pode ser que, para você, sua equipe esteja satisfatória, afinal, na maior parte das vezes eles são ótimos.

Mas acredite: você não quer o "ótimo" na "maior parte das vezes". O "bom, sempre", é bem melhor. É assim que sua audiência será formada e crescerá mais rapidamente.

Pense comigo: suponhamos que o Outback não tivesse padrões em seus restaurantes. Digamos que eles dessem aos seus franqueados a liberdade para atender seus consumidores da forma que quisessem. Vamos imaginar que a nota de qualidade geral da rede seja de 8, em uma escala de 0 a 10.

Suponha agora que você seja o CEO global desta rede. O que você faria para melhorar essa nota global?

Concorda que, se não existe padronização, fica difícil melhorar? Sem um "manual de ação", fica difícil entender o que está sendo feito de forma inadequada e que acaba por refletir em notas baixas. Fica difícil até propor soluções que não sejam baseadas em padronização.

É por isso que os bons diretores preferem uma nota 7 com processos consistentes do que uma nota 8 com processos inexistentes. O 7 pode ser melhorado com melhoria de processos e análise de resultados de forma contínua. O 8 dificilmente pode ser mudado, a não ser com a sorte.

Em sua clínica ou consultório, a lógica não deveria ser diferente: você deveria buscar uma nota mais consistente e valorizar a menor variação em uma pesquisa de qualidade, ao invés de elogiar a média alta feita sem nenhum processo.

Consistência significa padronização. Variabilidade significa sorte.

Para que o seu boca a boca atinja um comportamento exponencial, além de simplesmente oferecer experiências únicas e *Premium* aos seus pacientes, você precisa fazê-los de forma padronizada.

Isso se faz ainda mais importante na era em que vivemos. Estamos em um mundo digital e conectado. A falta de consistência não pode ser escondida. Estamos, todos, a cliques de distância de uma reclamação ou elogio, que vai se fixar à sua imagem para sempre, em redes sociais e plataformas de avaliação de serviços.

Esse é um assunto que merece ser mais explorado. A penetração da internet e da tecnologia está fazendo com que cada vez mais serviços busquem a diferenciação também no universo digital.

E é aí que entra um conceito extremamente importante para discutirmos mais à fundo: expor uma mensagem para uma pessoa, com a intenção de levá-la a consumir um serviço, é, em última análise, marketing. E, como você vai entender agora, ter uma boa consistência de marketing é fundamental para aumentar o alinhamento no pré e pós-consulta. Um bom processo de marketing é aquele que guia o paciente em uma conversa fluída, durante a jornada de decisão, até o momento que ele se torna um paciente fiel.

Marketing em saúde

Quando comecei a me aprofundar nos estudos de marketing em saúde e estruturação de negócios, confesso que vivi momentos de dúvidas e questionamentos acerca do que eu estava construindo. Algumas dúvidas me geravam um sentimento razoavelmente pesado e ruim, principalmente ao me lembrar de grandes mestres, que me ensinaram a profissão, dizendo que marketing e medicina eram coisas que não combinavam.

Com o tempo, percebi também o quão limitantes esses pensamentos eram para grande parte de meus colegas. Percebi que muitos deles compartilhavam de pensamentos similares, mas eram rasos em suas explicações e lógicas quando eu lhes perguntava sobre essas questões.

A minha sensação era a de que a maior parte desses profissionais queria ter mais resultados e qualidade de vida, auxiliando verdadeiramente seus pacientes, mas achavam um verdadeiro pecado associar as palavras "negócio" e "medicina".

Foi aí que percebi um grande equívoco de meus mestres e colegas.

Quando falamos sobre Marketing, pensamos automaticamente em campanhas publicitárias agressivas ou em profissionais antiéticos e irresponsáveis, que vendem mundos e fundos para pacientes leigos, que acabam vítimas de seu desconhecimento e ignorância. Isso nos incomoda.

No entanto, Marketing nada mais é do que uma estratégia empresarial que visa o aumento de lucro, por meio da oferta de serviços que atendam às necessidades dos consumidores.

Agora vamos analisar melhor tudo isso.

Tanto meus mestres quanto meus amigos, por mais altruístas que fossem, visavam o lucro em suas clínicas e consultórios. Alguns podem até dizer que não queriam ficar ricos com suas atuações, mas todos nós visamos o mínimo de lucro, que seja para não ficarmos no prejuízo. Para esclarecer ainda mais: buscar não ficar no prejuízo é o mesmo que buscar lucro.

Tanto meus mestres quanto meus amigos, por mais que fossem avessos à publicidade escancarada, ofertavam seus serviços à possíveis consumidores. Que atire a primeira pedra aquele que nunca fez um cartão de visitas, investiu na criação de uma logomarca ou pediu para que um paciente o procurasse no consultório ou clínica própria.

Portanto, sinto dizer, tudo isso é marketing.

Agora, vamos para o real problema. Se pudermos dividir todos os profissionais de saúde em dois grupos, um que faz um excelente marketing e um que não faz um excelente marketing, teríamos que a maior parte desses excelentes profissionais estaria nesse segundo grupo.

Na verdade, a maior parte de meus mestres e amigos faz um péssimo marketing. O que é um absurdo, pois são excelentes profissionais, que poderiam levar muitos pacientes ao sucesso desejado.

Quando falo em "bom" ou "mau" marketing, estou falando tanto de ações que geram resultados quanto de conteúdo assertivo e ético. Não vou gastar linhas para descrever o que é ser ético, pois isso foge ao escopo deste livro.

Uma mensagem, no entanto, é fundamental: profissionais antiéticos e oportunistas não duram muito tempo. Não se preocupe com eles.

Agora, vamos ao ponto mais importante disso tudo: quando bons profissionais não investem em um bom marketing, na verdade, eles estão prejudicando os pacientes.

Pense em toda a jornada do paciente que te apresentei até o momento. Concorda que ela vai acontecer, de toda forma, com ou sem o impacto de bons profissionais? Se esses bons profissionais se omitem, a fonte de informação será mais baseada em canais leigos e sem ciência. Se eles resolverem participar mais do processo, os pacientes terão fontes mais confiáveis de busca de informação.

Esse é um dos maiores mitos que envolvem a área: "marketing e saúde não combinam".

Gosto inclusive de afirmar o contrário: se marketing passasse a ser algo proibido, seria um crime não mantê-lo pelo menos na área de saúde. Sendo ainda mais enfático: podemos até pensar como "negligência" conhecer a jornada do paciente e não fazer nada para auxiliá-lo a encontrar as informações corretas para seu estágio de entendimento.

O que as pessoas confundem é que, assim como um profissional pode ser bom ou ruim tecnicamente, uma estratégia de marketing pode ser boa ou ruim. Geralmente essas últimas é que causam desconforto.

Desde que feito de forma consciente e responsável, marketing é uma estratégia fundamental para gerar lucro para seu negócio, te proporcionando uma boa qualidade de vida, bem como para informar pacientes e ajudar os mesmos a buscarem auxílio profissional o quanto antes.

Em minha experiência, profissionais que gritam aos ventos que "marketing não combina com a área de saúde" costumam estar em uma das seguintes categorias:

1. Desinformados sobre como realmente funcionam as boas estratégias de marketing em saúde e seus reais impactos sobre o sucesso do paciente;
2. Profissionais que já atingiram o lucro almejado em suas clínicas e que querem desestimular a concorrência;
3. Profissionais que fazem marketing muito bem feito, que nem parece o marketing tradicional que tanto vemos por aí, mas que não sabem que tudo aquilo que já executam é marketing.

Tudo isso posto, é ainda mais importante lembrarmos sobre os verdadeiros sentimentos e vontades que nos fizeram escolher a área da saúde como nossa carreira.

Uns escolheram pois amam prestar auxílio aos pacientes e querem ter impacto na vida das pessoas. Outros, pois acreditavam que a área de saúde permitiria uma qualidade de vida razoável, com boa estabilidade financeira. Alguns, ainda, fizeram suas escolhas porque acreditavam que amariam a rotina de ajudar as pessoas a conseguirem mais qualidade de vida.

Em todos esses casos, esses profissionais conseguiriam chegar mais perto de seus objetivos, e com mais velocidade, se soubessem um pouco mais sobre marketing. Em última análise, fazer um marketing bem feito ajuda um paciente a atingir seu sucesso pessoal.

Sucesso do paciente

Quando falamos sobre jornada do paciente, estruturação de processos e criação de negócios em saúde que estão prontos para surfar as próximas ondas de tecnologia, nunca podemos esquecer a única coisa que realmente importa para que tudo o que estamos falando por aqui faça sentido: auxiliar um paciente a ter sucesso.

Recentemente tive o prazer e a oportunidade de presenciar uma palestra do Dr. Thomas Howell, na época, Vice-Chair de experiência do paciente da Mayo Clinic, umas das maiores instituições de saúde dos Estados Unidos. Muito me marcou um conceito: o foco de toda instituição deve ser sempre tentar entregar uma experiência fora da curva para os pacientes e fazer o possível para que eles alcancem o sucesso.

Muitos profissionais, equivocadamente, pensam que os pacientes estão em busca de soluções técnicas para seus problemas de saúde. Ou cura. Ou apoio. Ou empatia. Ou tudo isso junto. Na verdade, eles estão em busca de sucesso.

Quando falamos em sucesso e não em cada uma dessas outras palavras, partimos do pressuposto de que cada paciente é único e cada um tem anseios e expectativas diferentes. O critério de sucesso de um paciente é diferente do critério de outro.

Portanto, ao estudar sobre estruturação de processos e padronização de atuação, você pode ter a falsa sensação de que todos os seus pacientes deveriam passar pelos mesmos caminhos e receber os mesmos cuidados. Essa não é uma verdade. Os processos devem guiar os caminhos macro pelos quais seus pacientes devem ser conduzidos, mas o toque individual é fundamental para gerar o acolhimento necessário e esperado por cada um deles.

Esse é um cuidado que você deve ter ao estruturar todos os passos do Método Clínicas Digitais. Não endurecer demais os processos e não tratar seus funcionários e pacientes como robôs é algo fundamental, assim como não gerar inconsistência pela ausência de padrões deve ser uma preocupação constante.

O foco dos seus processos de marketing, de pré-atendimento, de atendimento, de pós-consulta e todos os demais processos de sua clínica, como vamos ver em breve, deve ser sempre guiar seus pacientes pelo melhor caminho, com a personalização necessária para que o maior número deles alcance seu sucesso individual.

Alguns pacientes precisam de mais tempo de conversa, outros, de mais agilidade. Uma vez que você identifica o que é o critério de sucesso para cada um de seus pacientes, fica mais fácil saber onde você pode flexibilizar e onde você deve apertar um processo específico, em um caso específico.

Uma boa dica, inclusive, é ter a rotina de perguntar, nas primeiras avaliações, quais as expectativas seus pacientes possuem em relação ao tratamento no seu serviço. Você vai ficar impressionado como várias das respostas vão divergir do que você entende que é um excelente trabalho.

Um dos grandes pilares do marketing moderno é justamente essa questão da personalização dos caminhos para atingir pacientes de formas cada vez mais específicas, o que passou a ser possível com a maior penetração do digital. Vou te mostrar exatamente como isso funciona, para que sua clínica consiga implementar estratégias éticas de marketing, que favoreçam o sucesso individual de cada um de seus pacientes.

Marketing 4.0

Ao falar sobre mudança de comportamento do paciente na era digital, é inevitável falarmos sobre as mudanças do próprio marketing ao longo dos anos.

O termo Marketing 4.0 nasceu com o grande estudioso do assunto, *Phillip Kotler*. Considerado o "pai do marketing moderno", *Kotler* escreveu uma verdadeira obra prima, de mesmo título do termo que cunhou: "Marketing 4.0".

Segundo ele, o marketing, quando nasceu, era muito focado em produto (1.0). Depois, passou por mudanças de foco e estratégia, sendo mais direcionado aos públicos-alvo específicos (2.0). No final dos anos 90, começou a se direcionar mais aos valores e incorporar características mais humanas em sua comunicação, aproximando as marcas dos consumidores (3.0). Agora, vivemos uma época de mudança para o digital.

Esse processo de mudança tem suas especificidades, o que acaba mudando a dinâmica de toda cadeia de geração de valor. Vamos para um exemplo prático para você entender onde as empresas perdem oportunidades, todos os dias, quando negam essa mudança de comportamento.

Pense em um profissional que possui uma clínica em um grande centro e que está investindo exclusivamente em canais *Offline* de comunicação com seus possíveis pacientes. Nesse momento, seu foco é uma campanha em uma rádio local.

Nessa rádio, esse profissional possui alguns minutos por semana espalhados pela programação, que usa para chamar a atenção daquele público para problemas de saúde comuns de sua especialidade e, assim, promover sua clínica.

Suponha agora que um paciente alvo, com determinado problema, escuta aquela propaganda. Concorda que é muito improvável que alguém evolua por toda a jornada de decisão simplesmente por escutar um minuto de mensagem sobre um assunto, em uma rádio local?

O comportamento mais comum do paciente é pegar seu *Smartphone* e pesquisar mais sobre aquele problema, obtendo ali um pouco mais de informações.

Nesse processo, esse paciente encontrará outras clínicas oferecendo informações em seus sites, quando fizer essa busca. E, quando chegar o momento de agendar uma consulta, dificilmente se lembrará do nome da clínica que chamou sua atenção através da campanha de rádio.

A esta altura de sua jornada, esse paciente já estará em contato com outras clínicas no universo digital, que oferecem facilidades como agendamento online, e certamente não vai sentir remorso ao agendar com um profissional diferente daquele que chamou sua atenção para o problema em questão.

Esse processo acontece todos os dias: as clínicas que utilizam apenas de canais e estratégias *Offline* acabam lotando as agendas das clínicas que utilizam mais os canais *Online*.

Tudo isso sem mencionar o simples fato de que o rádio provavelmente será substituído, no futuro próximo, por ferramentas de *Streaming* de áudio sem propagandas. Depois de ter lido sobre a história da *Netflix*, você não deve duvidar tanto assim, concorda?

Lembre-se que uma clínica digital não quer ser *expert* em modelos de negócios ou canais de marketing que irão acabar. Uma clínica digital não quer ser a *Blockbuster* do marketing em saúde. Ela quer ser a *Netflix*.

Esse é o caminho "para o digital" descrito por *Kotler*. Isso acontece em todos os mercados e, também, na área de saúde. Portanto, conhecer algumas especificidades do Marketing 4.0 em saúde é algo fundamental.

Diferentes canais é que levam a Roma

No Marketing 4.0, a jornada do paciente é percorrida em diferentes canais. Não adianta achar que basta ter uma rede social cheia de seguidores que seus resultados irão começar a crescer. Você não precisa de um canal específico. Você precisa apenas de uma audiência fiel.

Lembre-se como o *Orkut* acabou com a mesma velocidade com que surgiu. Aqueles que centralizaram sua comunicação naquela rede, e fizeram dela seu único ponto de contato com os clientes, se viram em maus lençóis. Portanto, não recomendamos que clínicas digitais invistam todos os esforços em otimizar a presença na rede social da moda no momento.

Além da maior segurança ao se investir mais esforços em canais próprios (seu site, por exemplo) do que em canais de terceiros (rede social da moda), temos ainda que levar em conta a especificidade desses diferentes canais.

Os canais são intimamente ligados à etapa da jornada de decisão do paciente: é improvável que alguém tire dúvidas sobre uma patologia específica em uma rede social. Esse não é o melhor canal para isso. Para tanto, um blog costuma ser muito mais eficaz. Por outro lado, é improvável que um artigo que acabou de ser publicado em um blog chame a atenção de alguém, na internet. Afinal, tem uma alta probabilidade dele não ser encontrado por quem precisa, de forma rápida. Por outro lado, uma rede social pode ser bastante útil para chamar a atenção de um paciente sobre um problema.

Para entender tudo isso de forma mais clara, vamos explorar um pouco mais o caminho desse consumidor até chegar em seu consultório, mas, agora, de forma mais técnica e aprofundada, com foco nos canais digitais.

Canais de marketing no universo digital

No Marketing 4.0, *Kotler* sustenta que o processo de decisão de um paciente acontece em cinco etapas fundamentais, que ele chama dos 5As do Marketing 4.0:

Atenção, **A**ssimilação, **A**rguição, **A**ção e **A**pologia.

Note que são os mesmos passos que já citamos até agora e com os quais você já deve estar familiarizado no momento. Daqui em diante, vamos fazer um rápido paralelo entre etapas e canais.

Atenção: é preciso primeiro fisgá-la

Primeiro, os pacientes têm sua atenção chamada. Eles param o que estão fazendo e prestam atenção em algo que lhes interessa. Nesse ponto, canais *Offline* são particularmente úteis, afinal, falam a língua de muitas pessoas. É o que chamamos de comunicação de "muitos para muitos": marcas mandam mensagens iguais para muitas pessoas.

Algumas dessas pessoas certamente terão sua atenção chamada por informações sobre condições de alta prevalência na população.

Canais *Online* também podem ser usados desde essa primeira etapa: existem ferramentas de anúncio em massa em plataformas digitais, como o próprio *Google*, *Facebook* ou *Instagram*. A vantagem é que são mais segmentadas (você não gasta dinheiro com público que não é o foco) e baratas do que as anteriores.

Acredite: é muito mais barato expor uma publicidade em canais digitais, como o *Google*, por exemplo, do que gastar com tiragem de panfletos e sua respectiva distribuição.

As clínicas digitais não se preocupam com o aprofundamento tático e operacional com essas ferramentas. Elas simplesmente entendem que todo esse arsenal está disponível para uso em sua estratégia. O que interessa é que a atenção do consumidor deve ser alcançada. Como isso será feito, a cada década, provavelmente será com ferramentas diferentes.

Assimilação: a busca por entendimento

Depois que essas pessoas prestaram atenção em um motivo específico para se preocupar com um problema, elas podem tomar um de dois possíveis rumos: ou esquecem e mudam o foco, ou avançam no processo e seguem para a busca de mais informações, que é a etapa de assimilação.

Na assimilação, pacientes chegam mais à fundo na busca por informações. Ainda não estão dialogando com as marcas e tampouco questionando, pois ainda precisam de mais conteúdo para formarem uma opinião e ter contexto. Canais *Offline* podem ainda ser uma opção nessa fase: pacientes assistem entrevistas na televisão, param para ler uma matéria em uma revista ou jornal. No entanto, o *Online* passa a ser uma forma mais presente já neste ponto.

No *Online*, os principais canais de busca de informação sobre problemas costumam ser os buscadores, sites, blogs e plataformas de vídeo, como o *Youtube*. Nesse ponto, alguns começam a se engajar com redes sociais de profissionais de saúde e começam a comparar as alternativas de serviços e tratamentos.

O fato é o seguinte: depois que atenção foi chamada, a pessoa quer mais informações. Esse passo será feito cada vez mais no mundo digital.

Arguição: para esclarecer tudo

Uma vez que esse paciente entende de forma mais razoável um problema, ele começa a ter dúvidas. Essas dúvidas podem ser relacionadas à própria condição, ao tratamento proposto ou aos serviços oferecidos por determinada marca. É uma etapa de tira dúvidas, chamada de arguição.

Na arguição, é incomum que canais *Offline* tenham um bom impacto. Nesse caso, teríamos os anúncios mais focados em explicar de fato quando aquela clínica deveria ser procurada, quais problemas ela trata, quais convênios atende, qual é o processo de agendamento. Estamos na fase do "veja os motivos pelos quais você deve agendar uma consulta". As ferramentas *Offline,* para essa finalidade, são limitadas e não favorecem o diálogo. As clínicas que possuem canais *Online* fracos, nessa etapa, costumam receber muitas ligações que não acabam em agendamento, afinal, os pacientes ligam apenas para tirar dúvidas que não conseguiram sanar de outras maneiras.

Por outro lado, não há melhor lugar para tirar dúvidas de pacientes sobre serviços de saúde do que em um site. Blogs e plataformas de vídeo também servem bem nesse momento.

No futuro, é provável que ninguém mais utilize telefone para agendar consultas ou tirar dúvidas sobre serviços. Pense: pedimos comida por aplicativos, logo, tenha certeza que marcaremos 100% das nossas consultas online, em algum ponto do futuro próximo. Logo, nas etapas mais avançadas da jornada, o digital será praticamente unânime em pouco tempo.

Ação: onde a escolha é feita

A etapa de tomada de ação é uma das mais importantes em toda a jornada, pois nela os pacientes já estão decididos em agendar uma consulta ou procedimento. Eles irão consumir serviços. Só que pode ser que não sejam os seus.

No conteúdo publicitário, estamos falando de mensagens como "agende agora sua consulta", que são extremamente efetivas naquele público que já se decidiu e não tem mais dúvidas.

Um dos erros mais comuns dos profissionais de saúde é focar nesse tipo de mensagem, o tempo todo. Esse tipo de conteúdo, quando intrusivo e quando atinge um paciente em outra etapa da jornada, gera um desconforto muito grande no público-alvo que não está no momento de ação. Sem contar a inconveniência.

Por esse motivo, o ideal é que essa mensagem seja disparada pelo paciente. Ou seja: quando ele demonstra interesse de busca de serviços, esse é o momento ideal de disparo dessas campanhas. Estamos falando de expor anúncios para seu site quando alguém começa a buscar por termos relacionados ao agendamento de serviços de sua especialidade, em sua cidade e região. Dessa forma, não corremos risco de sermos invasivos demais.

Nessa etapa, alguns fatores são particularmente importantes. Em primeiro lugar, as informações devem ser consistentes e o processo não deve dar dúvidas para o paciente.

Não é momento de fazê-lo retornar para a etapa de arguição, mas sim, de avançar para a ação propriamente dita. Ainda, ninguém gosta de ter a sensação de estar tomando uma decisão ruim. Portanto, reforço social, nessa fase, vale muito: depoimentos de outros pacientes, uma rede social ativa e com muitos seguidores, uma clínica bem estruturada e adequada à expectativa do público, com facilidades locais e o mínimo de conforto, tempo de experiência profissional, um bom currículo e formação exemplar fazem toda a diferença.

Nesse ponto, tudo o que o paciente quer é ter a certeza de que está no lugar certo, com a pessoa certa. Os pontos mais comuns de perda de pacientes, nessa fase, são a formação acadêmica duvidosa do profissional e a ausência de reforço social. Por esse motivo, ter a rotina de coletar *feedbacks* dos pacientes e solicitar que avaliem seus serviços em redes sociais e perfis profissionais é algo que sempre facilita o agendamento de alguém que ainda não te conhece.

O *Online* é fundamental nessa etapa do processo, principalmente através do site da clínica. Em nossas pesquisas, mais de 80% das ligações para agendamento de consulta, quando originadas no universo digital, são realizadas imediatamente após o acesso à página inicial do site do estabelecimento.

Na etapa de ação, o *Offline* costuma ser efetivo apenas com o boca a boca ou para aquelas clínicas que já possuem um nome forte no mercado. A tendência é que cada vez mais as pessoas tomem decisão sobre serviços de saúde com base nas informações que encontram *Online*.

Apologia: o paciente faz propaganda por você

Quando um paciente sai de uma consulta, o *Online* retorna para o cenário, na etapa da apologia. Ele é extremamente impactante e gera alcance perene, tanto para o bem quanto para o mal. Deixar um comentário positivo em uma rede social vai gerar um impacto dezenas de vezes maior do que falar bem do seu serviço para um amigo ou familiar, de vez em quando. No mundo *Online*, aquele comentário se eterniza:

estará lá, influenciando novos pacientes que estão buscando informações sobre seu serviço.

Dualidade *Online* e *Offline* e avanço multicanal

Quanto mais avançado no processo de decisão, mais os canais *Online* possuem participação decisiva. Quanto menos avançado, mais os canais *Offline* participam. Se olharmos para o futuro, o *Online* vai ser responsável por todas as etapas, incluindo as iniciais, cada vez mais.

Vamos novamente criar uma situação hipotética para ilustrar como é normal que essa jornada atravesse as diversas ferramentas. Perceba, ao longo da descrição, como é natural buscar o universo *Online* conforme o fluxo avança.

Para isso, pense em como você mesmo se comportaria frente à uma comunicação de saúde que realmente fizesse sentido para o seu caso.

Suponha que nos últimos meses você tenha ficado um pouco mais apático do que o normal, menos disposto a sair com os amigos e com sentimentos de solidão e tristeza um pouco mais frequentes do que seria de se esperar apenas para uma "fase ruim" da vida.

Esses sentimentos começaram a ficar conscientes para você e isso começou a te gerar uma certa angústia. Nesse mesmo dia em que você parou para pensar um pouco mais sobre o assunto, você se deparou com uma entrevista na TV, em um jornal qualquer, de um psiquiatra explicando o que é a depressão e como deve ser feito seu diagnóstico, tratamento e acompanhamento. Por mais que você não seja leigo, aquela mensagem provavelmente te chama a atenção.

É possível que, durante essa entrevista, você pare para considerar com mais calma se o seu caso realmente é algo mais simples ou se você realmente pode estar passando por um quadro de depressão. Supondo que você não seja um psiquiatra, é possível ainda que você sinta necessidade de aprofundar melhor nos critérios diagnósticos de depressão. Você entra, então, em uma fase de assimilação.

Nesse ponto, é possível que você sinta a necessidade de consumir informações um pouco mais personalizadas em relação àquelas que foram disponibilizadas na entrevista. Nesse ponto, você poderia recorrer ao seu acervo literário, à um determinado aplicativo de suporte ao diagnóstico ou, mais facilmente, à uma busca na internet. No caso de um leigo, essa última opção provavelmente seria a de escolha.

Nesse momento, você sairia do universo *Offline* e começaria uma jornada *Online*. Você encontraria sites de clínicas e blogs de psiquiatras, consumiria informações, talvez até entraria nas redes sociais de algum desses profissionais e consumiria conteúdos sobre o tema.

Em determinado ponto dessa etapa (às vezes no mesmo dia, às vezes meses depois de acompanhar as mensagens desses profissionais e não notar melhora em seu quadro clínico), você sentiria a necessidade de tomar uma ação e buscar auxílio para resolver seu problema.

Você então avaliaria as alternativas de serviços que possui. Essas clínicas que lhe muniram de informação certamente seriam opções, bem como as indicações de colegas que você provavelmente consultaria. É possível até que você pergunte aos seus amigos se alguém conhece o trabalho de determinado profissional com o qual você tenha se identificado digitalmente.

Concorda que é bem improvável, nesse momento, que você se lembre do nome daquele profissional da TV, se ele não tiver sido uma das suas fontes de informação digital ou se o nome dele não tiver sido novamente lembrado por algum de seus amigos?

Assim, durante a jornada de decisão, as últimas fontes de informação costumam ser as mais consideradas na hora da ação. Essa afirmação não costuma ser verdade quando há presença de uma determinada marca em todas as etapas dessa jornada do cliente.

Percebeu como a navegação entre o universo *Offline* e *Online* é natural e ocorre quase de forma inconsciente, mesmo para nós que não somos leigos em saúde?

Esse exemplo apenas ilustra a importância dos diferentes canais ao longo da jornada do cliente. Não estou dizendo que os canais *Offline* são piores do que os canais *Online*. No entanto, quando uma clínica insiste em investir apenas no *Offline*, ela chama a atenção de milhares de pessoas para determinados problemas que serão resolvidos por outras clínicas, que entregarão informações mais aprofundadas para assimilação e arguição desses pacientes, se tornando suas referências nos momentos de decisão.

Em outras palavras: as clínicas que investem apenas em canais *Offline* levantam a bola na área para que as clínicas digitais marquem o gol.

Dessa forma, nada mais lógico do que começar, SEMPRE, pelo *Online*. Afinal, você não quer ser a clínica que chama a atenção dos pacientes para determinado problema, que será resolvido por clínicas que possuem uma presença *Online* melhor do que a sua, concorda?

Essa é a base dos passos que vamos aplicar na prática do seu consultório, com o Clínicas Digitais, aumentando sua probabilidade de ter resultados positivos. Vamos começar de trás para frente, para otimizar os recursos. Quando feito dessa maneira, do *Online* para o *Offline*, você será uma opção desde o primeiro dia de estratégia ativa, afinal, pacientes que terão sua atenção chamada para determinado problema no rádio ou TV, quando evoluírem para a busca digital, terão sua clínica no radar.

Foi com toda essa base que criei meu terceiro consultório. Primeiro, com padronização de processos. Depois, com uma lógica mais adequada de atração de pacientes, começando do *Online* e depois cobrindo o *Offline*. Por fim, com estruturação adequada de processos de relacionamento, fazendo com que centenas de pacientes passassem pela fase de apologia.

Em pouco tempo esse consultório viralizou e lotou. Em alguns meses, estava praticamente apenas com pacientes particulares. Em alguns anos atingiu minha expectativa de faturamento.

Esses mesmos passos serviram para as Clínicas Digitais que ajudei a criar ao longo do tempo.

E é assim que espero que aconteça com você.

Quando você entende a lógica do caminho seguido pelo paciente, tudo fica bem mais simples. Se você é excepcional e ainda cria processos que vão garantir melhoria contínua dos seus serviços, bem como investe consistentemente nas novas tecnologias, você sempre terá pacientes que farão apologia ao seu negócio independentemente do canal ou ferramenta utilizada.

Como as Clínicas Digitais querem ser perenes, o maior investimento sempre será realizado em canais menos efêmeros e de preferência próprios, reduzindo o risco de perda de capital.

As Clínicas Digitais respeitam esse caminho e investem nas melhores tecnologias, em cada etapa desse funil, mantendo o paciente sempre alinhado com sua estratégia de comunicação. Tudo isso sem deixar de lado a capacitação técnica, que é fundamental como mais um pilar de diferenciação e para não colocar tudo à perder.

O caminho inverso das Clínicas Digitais

Como você viu, a forma mais eficiente de começar uma estratégia digital é de trás para frente. Assim, seu recurso financeiro é otimizado e seu tempo investido é todo aproveitado, mesmo que você precise interromper suas ações, por qualquer motivo, durante a criação dessa jornada.

Primeiro, devemos começar coletando *feedbacks* sobre seus serviços, para gerarmos massa crítica e reforço social suficiente para que novos pacientes se sintam confortáveis agendando procedimentos com você, afinal, você já possui um determinado histórico comprovado de atuação. Ainda, é importante termos clareza sobre a qualidade dos serviços prestados, antes de avançarmos para sua divulgação. Pode ser que o critério de sucesso para seus clientes não é exatamente o mesmo para você. Antes de pensar em crescer, é preciso pensar em atingir níveis adequados de qualidade.

Depois, devemos garantir que os pacientes que já estão prontos para agendar uma consulta encontrem você como uma alternativa. Sua presença digital deve estar 100% montada, focada em conversão de visitantes digitais em pacientes reais. Em sua estrutura digital, você deve garantir que todas as dúvidas de possíveis pacientes consigam ser respondidas, para que eles não precisem buscar outras fontes de informação e, assim, percam contato com sua marca.

Estamos falando de produção de muitos conteúdos, especialmente para sua estrutura própria e perene: seu site e Blog principalmente, e só depois nas principais redes sociais e canais de vídeo (se você assim desejar), tirando as dúvidas principais dos pacientes que costumam buscar os seus serviços. O seu contato começa aqui. Nesse momento, você está construindo sua autoridade. Especialistas em marketing chamam essa fase de "produção de conteúdo para fundo de funil" (como se o processo de decisão fosse um funil e o fundo é a parte final dele).

Quando tivermos conteúdo de fundo de funil e presença digital, é hora de investirmos em atração (tráfego). Nessa fase, precisamos garantir que as pessoas encontrem sua estrutura digital no momento de tomada de decisão, para que você não perca oportunidades.

Com isso pronto, iremos cobrir a etapa de assimilação. Assim, ao invés de impactar apenas os pacientes que já estão prontos, vamos começar a impactar também os que possuem interesse pelo assunto. Nesse ponto, você precisa começar a gerar conteúdos sobre tópicos de interesses mais amplos sobre sua especialidade, que comparam tratamentos, diagnósticos, serviços. Esses conteúdos são considerados como de meio de funil, pois explicam sobre as alternativas que seus pacientes possuem para resolver determinado problema.

Quando tivermos muitos conteúdos assim, partiremos para conteúdos ainda mais amplos e que servem para chamar a atenção sobre sua especialidade: são os chamados conteúdos de topo de funil. Na fase de captura de atenção, vale tudo: o que interessa é fazer com que os pacientes tenham uma oportunidade de pensar sobre problemas de sua especialidade e comecem a buscar informações, seguindo em seu funil.

Quando tudo isso estiver pronto, aí sim você conseguirá se beneficiar de estratégias *Offline*. Imagine um paciente que te vê na televisão e começa a buscar por termos da sua especialidade e, novamente, te encontra no *Online*. Concorda que sua autoridade vai parar nas alturas, nesse momento? Por isso, recomendamos que estratégias de relações públicas só sejam iniciadas depois que toda sua estrutura digital já esteja bem montada. Caso contrário, seu investimento não retornará da forma como você gostaria.

É interessante que você compreenda a lógica desse processo. Hoje, enquanto escrevo esse livro, essas ferramentas que citei são as tecnologias mais utilizadas por negócios no mundo inteiro. Pode ser que, enquanto você lê esse livro, outras ferramentas tenham se despontado como as principais para suprir a comunicação em determinadas faixas desse funil. Lembre-se sempre da lógica das clínicas digitais: sempre surfe a onda das novas tecnologias, respeitando a jornada e etapa de decisão do paciente. E claro: sempre com preferência para canais próprios e perenes.

As ferramentas, no fim das contas, são irrelevantes. Tudo o que você quer é que sua mensagem chegue até os pacientes nos canais adequados para cada etapa da jornada de decisão. Não se preocupe com esses passos por enquanto, pois te darei um *Framework* para aplicá-lo em breve. Foque apenas na lógica da jornada do paciente e na construção desses passos, como mencionei.

Como exercício, sempre tente identificar como e em qual etapa você usaria aquela nova tecnologia que estiver avaliando, se estivesse com um problema de saúde que precisasse de atenção.

Como dica geral, se é uma tecnologia diferente, seja um *Early Adopter* (alguém que sempre testa tudo que há de novo no mercado). Dessa forma, você garante que terá mais familiaridade com as novas tecnologias e que não precisará de grandes adaptações de uso, caso aquela se mostre uma excelente tecnologia para impulsionar a sua clínica.

Um fluxo previsível e fluido de pacientes

Quando tudo isso tiver sido criado, novos pacientes vão começar a percorrer o processo de decisão de agendamento de uma consulta em sua especialidade, com você, todos os dias, com mais previsibilidade.

No início, quando você estiver começando e enquanto sua estrutura *Online* tiver poucos conteúdos, mais focados no fundo do funil, teremos muitos casos de desalinhamento: pacientes que começam a jornada em outros sites e acabam vendo coisas diferentes no seu. Isso vai gerar dúvida para esses pacientes e um fluxo truncado.

Com o passar do tempo, cobrindo mais o funil inteiro, a jornada começará a ser desenvolvida de forma fluída, inteiramente em sua estrutura digital. Isso vai gerar mais alinhamento e, com menos dúvidas, você certamente terá mais resultados.

A cada novo dia, novos pacientes vão ter a atenção chamada por suas campanhas, independentemente das ferramentas que você utilizar. Em algumas semanas eles estarão prontos para agendar com você.

Se você investe em avançar um grande volume de pacientes, todos os dias, nas etapas do funil de decisão em sua especialidade, o resultado não pode ser diferente: todos os dias novos pacientes estarão em fase de tomada de ação. Isso significa que sua agenda terá sempre demanda de novos clientes.

Desse ponto em diante, quando o fluxo já existe, tudo o que você precisa fazer é equilibrar as contas e fazer a matemática fechar: você precisa gerar mais dinheiro do que gasta, nesse processo todo.

A questão envolvida aqui, para gerar resultados práticos, é a consistência. Se você seguir os processos que vamos te explicar, você garante que sua máquina sempre estará funcionando e ativa. Se você para, você acaba educando pacientes que irão agendar com seus concorrentes, pois em determinado ponto do funil de decisão você parou de ser uma opção.

Se você segue até o final do ciclo e não consegue ainda ter lucro, não se desespere: otimize cada ponto da estratégia, maximizando o resultado por real investido. É certo que, com paciência, você alcançará retorno positivo do investimento. Até o presente momento, desconheço um cliente que tenha feito tudo como vamos colocar e que não tenha conseguido otimizar os fluxos a ponto de valer à pena. Por outro lado, vi vários desistindo no meio do caminho, antes de colher os resultados.

O grande segredo dos profissionais que performam bem é a consistência em todas as etapas do funil.

Vamos fazer um exercício prático para você ver como esse investimento, quando feito de forma consistente, gera resultados extraordinários. E, para te mostrar como você é capaz de alcançar resultados assim também, quero que você imagine um profissional que é pior tecnicamente do que você.

Marketing errado?

Você consegue se lembrar de algum profissional que tem uma alta exposição, em sua especialidade, se despontando como uma autoridade em sua região? Sugiro pensar em um profissional que você considera "marqueteiro" e com formação acadêmica duvidosa. Tudo isso para deixar o exercício mais impactante. Quero te mostrar, de forma prática, se o que ele faz é realmente errado ou não.

Primeiro, pare e pense em como ele realiza todas essas ações, ao longo do funil, e quais ferramentas ele utiliza para isso.

Percebe que, agora, aquelas postagens "sensacionalistas" que não aprofundam em determinado tema, fazem um pouco de sentido? São conteúdos de topo de funil, e cumprem perfeitamente o seu papel: chamar atenção. Ele não espera que esses pacientes agendem consultas nesses momentos. Não é com essa intenção que ele faz isso.

Você entende, neste momento, que todos aqueles vídeos ou postagens sobre determinados procedimentos e doenças feitos por esse profissional têm um sentido? Eles servem para que os pacientes assimilem melhor.

Faz sentido, agora, todos aqueles vídeos sobre dúvidas à respeito de técnicas ou postagens que explicam sobre o processo de agendamento na clínica? Eles servem para tirar dúvidas na fase de arguição.

Agora você entende por que aquelas fotos com pacientes reais foram tiradas, por que os depoimentos são expostos e por que aquelas postagens sobre pacientes que fizeram determinados procedimentos existem? Por fim, agora faz sentido para você por que parece que alguns médicos solicitam que pacientes deixem avaliações em perfis sociais? Elas servem para reforçar a imagem desses profissionais, na etapa de apologia.

Não estou dizendo que você deve fazer as mesmas coisas, das mesmas formas que essas pessoas fazem. Existem maneiras muito elegantes de se fazer as mesmas coisas, sem exposição desnecessária, acredite.

Existem marcas mais sóbrias que fazem isso com maestria. Veja o caso da *Apple*, por exemplo: mensagens sempre elegantes, que posicionam a marca de uma maneira bem estratégica. Quando você pensa em *Apple*, você não pensa em um de seus vários perfis em redes sociais. Você não pensa no site. Você não pensa nas propagandas de TV. Você simplesmente pensa na empresa e nos problemas que ela resolve. Esse é um exemplo claro de que o conhecimento da jornada é muito mais importante do que quais ferramentas utilizar.

Não é preciso ser bobo para que as ações funcionem. Inclusive, seu tom de comunicação vai filtrar o tipo de paciente e o público que se consulta com você. Se você é mais sóbrio e formal, dificilmente vai ter um público leviano, que valoriza coisas que você não valoriza. Se você é mais informal, brincalhão, e gosta de se manter mais próximo e aberto, inclusive em redes sociais, é certo que vai atrair um público que também gosta disso. Portanto, tem espaço para todos.

Recomendo fortemente que você pense em seu manual de comunicação antes de começar a atuar. Defina seu estilo, coloque suas limitações. A partir desse momento, então, você pode começar a dar vida a esse estilo, estabelecendo seus processos e partindo para os passos que vão aumentar seus resultados.

A partir de agora, vamos para uma dissecção de seus serviços de uma forma mais clara, para que você entenda os processos de geração de valor do seu negócio. Com esse entendimento, você vai saber exatamente onde você deve investir em tecnologia e onde não deve investir. Vamos te apresentar o pensamento de melhoria contínua e você vai conseguir ver seu negócio com olhos mais afiados.

É nesse ponto que vamos criar a consistência de ações que vai garantir que a experiência de seus pacientes é uniforme, criando as bases para a viralização do seu negócio.

No entanto, não se esqueça que o conceito de sucesso é individual. Portanto, não seja rígido demais na construção dos processos fundamentais, bem como não seja desleixado demais.

Parte 3: Interação paciente-serviços

Até agora, conversamos um pouco sobre o cenário geral em que as Clínicas Digitais estão inseridas e falamos um pouco mais à fundo sobre as especificidades da jornada do paciente no universo *Online* e *Offline*, bem como sobre suas oportunidades. Exploramos também os principais conceitos de diferenciação de negócios em saúde e as principais maneiras de alinhar a comunicação em todas as etapas desse cenário.

Em todos esses pontos, você percebeu que a padronização de processos é fundamental para qualquer clínica que queira manter o foco na boa experiência dos pacientes e conquistar mercado.

Nessa etapa, vamos aprofundar um pouco nos processos que fazem com que as Clínicas Digitais se sobressaiam. A intenção é que você consiga enxergar exatamente quais as etapas importam para o resultado final e quais etapas apenas drenam recursos e energia. Você vai conseguir mapear e acompanhar, de forma clara, tudo o que realmente importa para o crescimento do seu negócio.

Processos que geram valor

Quando falo de processos, falo de passos sequenciais que servem para conduzir algo de um estado para outro. No nosso caso, que lidamos diretamente com serviços de saúde, existem diversos processos que precisam de boa estruturação para que as coisas funcionem bem.

Processos administrativos gerais, processos de cobrança, de pagamento, de faturamento, processos de controle contábil e de avaliação de estoque são só alguns.

No entanto, eles dizem respeito ao modo como o consultório ou a clínica precisa atuar para que seu estado operacional simplesmente funcione. São processos importantes? Sem dúvida. No entanto, eles não estão diretamente relacionados à cadeia de geração de valor para seu negócio.

Os processos que você deve focar, em primeiro passo, são aqueles que impactam diretamente sobre seu objetivo primordial, que é aumentar sua base de faturamento no consultório para alcançar seus objetivos pessoais. Quando você começar a pensar sobre esse assunto, vai perceber que seu ciclo de valor está em tudo aquilo que faz com que novos pacientes te encontrem e com que seus pacientes se encantem e se fidelizem.

Esses processos relacionados à atração de novos pacientes, ao encantamento dos que já tem (para criar uma base cada vez maior, e torná-los divulgadores do seu negócio) e à fidelização de pacientes (garantindo que eles simplesmente fiquem em seu consultório durante toda a vida e não sejam perdidos para concorrentes) são os processos fundamentais do seu negócio e é neles que vamos focar.

De uma forma bem clara, investimentos em tecnologia e em melhoria desses processos que geram valor são o que diferenciam as clínicas digitais. Investimentos em processos auxiliares simplesmente melhoram a eficiência, mas não aumentam a competitividade ou reduzem o risco de negócio. Clínicas digitais investem em tecnologia nos processos certos.

Pense: diferencial competitivo só é gerado com investimento nos processos que geram valor para o público final.

Se um processo administrativo atingir um estágio de ineficiência tal que chega a impactar a experiência dos pacientes, aí sim ele merece receber sua atenção. Ainda assim, evite fazer grandes investimentos nesses processos, pois eles podem ser corrigidos em qualquer tempo da vida do seu negócio. Lembre-se sempre que, se você não tem clientes, não adianta nada ter excelentes processos administrativos implementados.

Nessa parte da leitura, minha intenção é te dar um norte sobre os pontos fundamentais que você deve considerar ao documentar esses processos-chave e te proporcionar uma maneira de organizá-los da melhor forma possível em seu negócio. Na próxima parte, vamos para a prática, te dando um guia mais simplificado para implementar.

De uma maneira complementar, ao implementar um novo processo e documentá-lo, você deve também criar as maneiras de avaliar a qualidade daquilo que foi implementado.

Implementar e avaliar: melhoria contínua

Para explicar o que é o conceito de melhoria contínua, vou contar uma história e gostaria que você imaginasse comigo. Pode ser?

Vamos dizer que o McDonald's decidiu implementar um processo novo com o objetivo de reduzir o tempo que os clientes gastam para fazer um pedido. Com isso em mente, é desenhado um processo de atendimento no caixa. Você concorda comigo quando eu afirmo que "para que esse processo possa ser um dia melhorado, é preciso conhecer seu efeito"?

Se eu não conheço as consequências das minhas ações, como posso, então, melhorá-las?

Como o McDonald's pode descobrir se a resposta à sua mudança foi positiva? Como saber qual foi o efeito da mudança que foi implementada?

Se o objetivo era diminuir o tempo gasto para fazer um pedido, a melhor forma de saber se deu certo é medir o tempo e comparar resultados, certo? Ao padronizar a forma de fazer e a forma de medir, o McDonald's conseguirá saber exatamente se seu processo modificado foi melhor ou pior que a versão anterior.

Essa é a base do conceito de melhoria contínua de processos e métodos.

Primeiro passo

Se você tem uma forma de fazer as coisas em seu consultório que já funciona, de forma razoável, com ou sem tecnologia, a primeira coisa a fazer não é sair mudando tudo, da noite para o dia.

A primeira coisa a ser feita é documentar o passo a passo e gerar padronização. Garantir que, a partir de agora, aquele processo vai ser feito da forma como está documentada, e não de formas diferentes todos os dias. Esse é o primeiro passo.

Para isso, uma página escrita é mais do que suficiente. Detalhe os passos ou crie um fluxograma, para ficar mais simples visualizar. Se quiser, adicione uma sequência de etapas, formando um *Checklist* que garanta que aquele processo foi executado de forma adequada.

Segundo passo

A próxima etapa é definir quais indicadores você irá usar para medir a efetividade isolada daquele processo. Esse indicador será chamado de indicador chave de performance (ou *Key Performance Indicator*, do inglês), que vamos chamar de KPI daqui pra frente.

Cada processo deve ter, pelo menos, um KPI de monitoramento.

Quer um exemplo? Pense no processo de atendimento telefônico de pacientes que buscam por informações e serviços. Como saber a efetividade desse processo? Divida o número de ligações que geram sucesso (cliente agenda consulta) pelo número de ligações totais de novos clientes buscando informações. Pronto, você tem seu número.

Daí em diante, sempre que implementar uma mudança na forma como seu atendente leva as informações aos pacientes, você saberá exatamente se aquela mudança gerou uma melhoria ou uma piora na efetividade do seu processo. Esses testes devem ser contínuos, daí pra frente, para garantir que seu consultório sempre esteja melhor do que na semana anterior.

Alguns testes serão frustrantes. Você vai ver que algumas mudanças simplesmente não irão gerar o resultado esperado. Nesses casos, o grande segredo é não desistir. Com a utilização de ferramentas e novas tecnologias te auxiliando a otimizar esses processos, a tendência é que você consiga uma melhora importante de todos esses KPIs.

O maior erro das clínicas que começam nessa jornada é criar um painel enorme de indicadores para acompanhar. Isso costuma ser muito frustrante. As coisas funcionam excelentemente bem no primeiro mês. No segundo, o excesso de atividades começa a boicotar a coleta de alguns dados. No terceiro mês, nenhum indicador foi colhido corretamente. Portanto, um único indicador para cada processo é mais do que suficiente. Ainda, mais pra frente vamos te orientar a não tentar fazer tudo ao mesmo tempo.

Depois de alguns anos mantendo essa rotina de documentar e testar processos, você verá que você vai atingir o estado da arte de atendimento ao cliente em seu consultório ou clínica. Você perceberá que é possível ter sempre a maior efetividade de resultados e indicadores. Nesse momento, você terá uma clínica realmente consistente, pronta para ganhar escala e até pensar em expansão, caso seja um objetivo.

Vamos agora falar dos processos mais importantes, aqueles que você não pode ignorar. Nessa parte, quero situá-lo em relação ao pensamento processual e te ajudar a entender quais são os pontos chave do seu negócio. Na próxima parte, vamos detalhar cada um deles, em seu conteúdo e de uma forma mais prática.

Processo de atração de pacientes (marketing)

Todo profissional de saúde faz marketing, como já conversamos. Mesmo quando não quer, faz. Marketing nada mais é do que uma forma, que qualquer negócio possui, de levar informações para possíveis clientes, na intenção de torná-los clientes. Não vou entrar em fundamentos técnicos ou conceitos mais aprofundados, pois realmente não acho que precisamos saber muito mais do que isso neste momento. E também já falamos bastante sobre isso até o momento. Nessa parte da leitura, nosso foco é o processo, não só o conteúdo.

Uma coisa, no entanto, é importante ser dita: se você não conduz o marketing do seu consultório, seus pacientes e o boca a boca irão conduzir por você. E, nesse momento, você perde uma grande oportunidade de controlar a mensagem que gostaria de passar em torno do seu nome, trocando-a pela incerteza de ter pacientes conversando sobre seu negócio da forma como querem. Sua audiência se forma de forma aleatória, não planejada.

Assim, ter um processo bem estruturado que vai levar a informação para os possíveis pacientes no momento em que eles precisam recebê-las é fundamental para garantir duas coisas primordiais: primeiro, fluxo constante e previsível de novos pacientes e, segundo, reforço da imagem e valores que você compartilha e gostaria de ver associados ao seu nome.

Portanto, é preciso ter um modo de se fazer marketing no seu consultório. Pode ser que você opte por terceirizar, pode ser que você opte por fazer sozinho depois de descobrir todos os passos que vamos compartilhar com você até o final deste livro. Independentemente do caminho que escolher, o que importa é: você precisa de um processo.

Com esse processo estruturado, você vai conseguir avançar com mais certeza de que o caminho não é tão tortuoso assim. Seus resultados vão ficar mais previsíveis e sua imagem vai ser passada de forma mais homogênea em todas as suas comunicações com possíveis clientes.

Todo aquele fluxo da jornada do paciente, desde o momento em que ele começa a pensar em um problema até o ponto que toma uma decisão e vira um detrator ou promotor de sua marca, pode ser influenciado pelo seu processo de marketing.

Se você tem um processo adequado, seus pacientes tendem a ter uma experiência mais alinhada com os seus objetivos, em sua clínica. Sua viralização fica bem mais fácil. Se você não tem um processo de marketing adequado, pode dar a sorte de conseguir esse alinhamento, mas pode não dar. Em nossa experiência, a sorte costuma aparecer mais facilmente para as clínicas que trabalham com processos bem documentados e executados.

Como avaliar o processo

Existem dois tipos de indicadores que você deve considerar, para mapear seu processo de marketing: um é quantitativo e o outro qualitativo.

No primeiro, o quantitativo, estamos falando de número de contatos recebidos e oportunidades geradas. É muito comum as pessoas fazerem confusão nesse ponto: não devemos considerar o número de novos pacientes atendidos, pois ele envolve outros dois processos que podem também ser a origem do problema (vamos falar sobre eles em breve, mas estamos falando sobre o atendimento telefônico e o pré-consulta).

Para isolar a responsabilidade do Marketing, você deve considerar apenas os contatos recebidos de novos pacientes, mesmo que não tenham agendado uma consulta.

Quando falamos de indicadores qualitativos, estamos falando de força de marca e reforço do seu nome (em outras palavras, um termo que chamamos de *Branding*).

Como avaliar? Provavelmente com uma pesquisa aberta com os pacientes que chegam até você, perguntando como descobriram seu consultório, se conheceram sua estrutura digital, com quais canais tiveram contato e qual a imagem associaram ao seu consultório. Também é legal perguntar o motivo pelo qual resolveram agendar a consulta. Com essas informações, você poderá criar um indicador baseado, talvez, na frequência com que novos pacientes recebem informações compatíveis com aquelas que você deseja transmitir.

Esse seria um excelente começo.

O processo de marketing merece receber investimento e reforço de tecnologia, sempre. Como você viu, é através desse processo que os pacientes que não te conhecem vão acabar sendo influenciados pela sua marca.

De uma forma geral, cerca de 10 a 20% do faturamento dos negócios de saúde em expansão deveria ser alocado em desenvolver ações de marketing. Esse é o percentual médio que percebemos nas clínicas digitais de maior sucesso no médio e longo prazo.

O principal efeito desse investimento, como você viu, é gerar maior alinhamento em toda a jornada de decisão. Portanto, evite avaliar o resultado de seu processo de marketing como um simples gerador de novos pacientes. Esse processo deve ser avaliado, antes de tudo, pela capacidade de gerar pacientes promotores de seu negócio, que passaram por uma jornada de decisão em um caminho que foi influenciado pelo seu marketing.

Nos passos práticos, vamos te auxiliar a criar um processo básico de marketing que vai gerar um grande controle para você. Depois que você entender o fluxo básico, vai ver que consegue terceirizar grande parte desse processo para fornecedores de mercado.

Processo de atendimento telefônico (vendas)

O próximo processo, depois que novos pacientes se interessam e fazem contato com sua clínica, é o do atendimento.

Nessa fase, é importante separar o processo em dois tipos, pelo menos: um para os novos pacientes, que nunca se consultaram na clínica; outro para pacientes antigos, que já se consultaram pelo menos uma vez.

Para os primeiros, o KPI mais importante é a taxa de agendamento. Nele, você mede a eficiência do contato telefônico em de fato conseguir transformar uma ligação em uma consulta.

Para que seu processo conduza para esse desfecho, é importante padronizar como o atendimento será feito e a ordem das informações que serão passadas para o cliente. Não se engane: seus atendentes, nesse momento, estão fazendo uma venda. E, como em qualquer venda, processo é fundamental.

Uma sugestão inicial (que pode ou não funcionar no seu caso, e apenas os seus testes vão chegar a uma conclusão) é seguir os seguintes passos, depois de entender o motivo da ligação:

1. explicar em uma frase qual a especialidade da clínica,
2. falar sobre os principais problemas que a clínica resolve,
3. explicar os principais tratamentos realizados e serviços oferecidos,
4. falar brevemente sobre as facilidades do local e experiência dos profissionais.

Depois, perguntar se o paciente deseja fazer a marcação através de algum convênio ou particular e seguir para o fechamento, que seria perguntar se ele tem alguma dúvida e qual o melhor dia para agendamento.

Algumas objeções vão surgir, obviamente, durante essa conversa. O ideal é que todas elas estejam documentadas e alinhadas com seus atendentes.

"E se o paciente tiver um convênio que a clínica não atende? Como devemos comunicar e como vamos tentar fazer com que ele opte pela consulta particular? Quais argumentos podemos utilizar?"

"E se o paciente questionar o preço? E se o paciente questionar a localização? E se o paciente questionar sobre os tratamentos?"

Várias são as possibilidades e o ideal é que você registre tudo isso em um livro para padronizar a forma como os argumentos são apresentados (o nome desse livro é *Playbook*).

Com o tempo, você vai chegar em um compêndio bem completo com todas as objeções tratadas e com todo o processo documentado. Nesse momento, você vai conseguir taxas bem previsíveis de quebra dessas objeções e agendamento.

O mesmo cuidado e atenção devem ser dados ao processo aplicado com os pacientes que já se consultaram na clínica. Eles receberão algum tratamento diferenciado por já serem pacientes? Terão algum tipo de benefício por ser uma segunda ou terceira consulta? Tudo isso deve ser documentado e alinhado.

Processo de pré-consulta

O processo de pré-consulta é aquele responsável por fazer com que um paciente agendado realmente vá até o consultório. Seu KPI, portanto, deve ser a taxa de faltas de pacientes agendados. Cabe separar essa taxa em pacientes novos e antigos, pois os processos de atendimento também são diferentes para esses dois grupos.

Obviamente, quebras sempre existirão. No entanto, é possível chegar a taxas excelentes, como mais de 95% de presença efetivada no consultório. Para que isso aconteça, é importante manter a cadência de contato e seguir à risca o combinado.

Algumas informações relevantes
- Quanto mais longe da data de consulta, mais o e-mail funciona. Quanto mais perto, mais o SMS e ferramentas de mensagem, como os aplicativos, funcionam.
- Telefonemas devem ser restritos ao pré-consulta imediato (um ou dois dias de antecedência).
- Mandar um convite para o calendário eletrônico do paciente (*Google Agenda*, por exemplo) aumenta muito a taxa de presença, principalmente quando o agendamento foi feito para período superior a uma semana.

Essas informações são gerais, baseadas em estatísticas. No entanto, seus testes mostrarão o que vai funcionar melhor para o seu caso. É importante fazer uso de várias ferramentas no processo de pré-consulta, pois sempre teremos os pacientes que preferem o e-mail ao SMS, bem como o contrário.

Quando você diversifica seus canais de comunicação, aumenta sua possibilidade de sucesso.

Processo de atendimento

O atendimento ao cliente (e aqui estamos falando de cliente mesmo, não paciente) deve ser, também, padronizado. Não estamos falando de atendimento técnico ao paciente, mas sim, de oferecer uma experiência diferenciada para esse paciente quando em contato com a estrutura da clínica.

Todos os passos devem ser pensados em seus mínimos detalhes: desde a recepção na porta ao cadastro. Isso inclui a liberação de consultas, o pagamento, o processo de espera, a acomodação na sala de espera, o convite para entrada no consultório, a recepção na saída da consulta, e todos os demais passos até que o paciente saia da clínica.

Para que não hajam cenários fora do plano, é interessante, também, documentar as especificidades: o que muda se a clínica está vazia? O que muda se ela está cheia? O que muda se for um paciente mais jovem? O que muda se for um idoso? E por aí vai.

O KPI mais utilizado, nesse ponto, pode ser uma pesquisa de satisfação realizada no pós-consulta, perguntando sobre o que o paciente achou dos serviços da clínica.

Percepção de valor

É muito importante que o seu processo seja fluido para o paciente e que ele consiga perceber valor.

Para tanto, é bom cercar todos os principais pontos de problema que poderiam fazer com que um paciente se sentisse mal ali: tratamento rude de atendentes, não ser oferecido uma água ou café, não ser questionado sobre a temperatura da sala de espera, demora para autorização de procedimentos, demora para atendimento, outros pacientes que passam na frente, etc.

Pense como paciente: o que você não gostaria que acontecesse em sua clínica? Para cada resposta, reveja seu processo e veja se aqueles pontos foram bem endereçados.

Processo de melhoria contínua

Seu processo de atendimento, que você viu no capítulo anterior, sempre precisará ser adaptado. Sempre precisaremos melhorar, afinal, queremos atingir a excelência. Dessa forma, sempre gosto de focar muito nesse processo, que tem a única função de escutar o *feedback* dos clientes e readaptar o fluxo anterior.

Um processo de melhoria contínua é aquele que recebe informações sobre a experiência do cliente e, a cada novo *insight*, gera uma resposta que melhora o processo de atendimento para os próximos pacientes.

Se um paciente se queixa da dificuldade de estacionar perto da clínica, você pode resolver adicionar um e-mail no pré-consulta com as informações sobre estacionamento no entorno da clínica e os convênios que vocês possuem com esses estabelecimentos.

Se um paciente se queixa do tempo para autorização de procedimentos, você pode começar a solicitar os dados da carteirinha do convênio no pré-consulta, por alguma ferramenta de mensagem, para que a autorização seja realizada enquanto o paciente se desloca, por exemplo.

Esses são apenas alguns exemplos simples de como você deve manter seus ouvidos sempre atentos ao que seus clientes dizem.

Às vezes, alguns problemas não poderão ser resolvidos naquele momento. No entanto, é bom que você os conheça. Eventualmente você conseguirá atuar sobre eles também. É sempre preferível conhecer um problema do que ser pego de surpresa por ele.

Um bom KPI para esse processo é qual o percentual de reclamações que foram atendidas, por exemplo.

Processo de encantamento no pós-consulta imediato

Lembra que, quando falamos sobre as mudanças no comportamento do paciente, te disse que mais de 50% dos novos pacientes que se consultam com determinado profissional de saúde acabam recorrendo à internet nos dias seguintes, em busca de informações que possam invalidar o que ele disse, para justificar o agendamento de uma segunda opinião com um segundo profissional?

Esse é um fato que acontece e sempre irá acontecer, e quanto mais o tempo passa, com mais relevância isso acontece. Portanto, é importante entender que a fase de apologia só será atingida depois que esse paciente se fixar ao seu serviço.

Para isso, você deve estender sua consulta para além do tempo em que o paciente está no consultório.

Enviar um e-mail no dia seguinte, por exemplo, contendo informações sobre a questão tratada na clínica pode ser altamente eficaz. Segundo nossos experimentos, um simples e-mail como esse, em tom pessoal, tem a capacidade de evitar até 90% das perdas de pacientes para outros profissionais, uma vez que ele antecipa a dúvida e a necessidade de confirmação de informações.

Recomendamos, nesse e-mail, um conteúdo rico e mais denso, de fontes confiáveis e inquestionáveis.

Quer um exemplo?

Suponha que um paciente te procurou por causa de diabetes. No dia seguinte, enviar um e-mail com tudo o que ele precisa saber sobre o diagnóstico e tratamento do diabetes, com informações da Sociedade Brasileira de Endocrinologia, costuma ser uma excelente ação.

Se quiser melhorar, seria bom escrever um artigo em seu blog sobre as principais bobagens que as pessoas escrevem na internet sobre o diabetes e porque elas são mentira. Dessa forma, você ainda se resguarda para o caso daquele paciente, ainda assim, resolver buscar fontes menos confiáveis de informação.

Assim que ele ler algo recomendando tratamentos naturais duvidosos para o diabetes, ele vai entender exatamente porque aquilo não é uma verdade.

O ideal é que todos os pacientes recebam um tratamento diferenciado no pós-consulta imediato. O e-mail é apenas uma sugestão que costuma funcionar muito bem e pode ser automatizada. Alguns profissionais preferem uma mensagem ou mesmo uma ligação. Outros não fazem nada. Não seja como esses últimos, para não perder pacientes para sua concorrência.

Um bom KPI para o pós-consulta imediato é avaliar qual a taxa de retorno daqueles pacientes que deveriam retornar em períodos mais curtos de avaliação. Nesses casos, seus processos de fidelização e retorno ainda não foram sequer acionados e esses pacientes são expostos apenas ao efeito desse pós-consulta imediato. Essa é uma boa forma de isolar a análise desse processo.

Processo de fidelização e reforço de marca

Qual o contato com a sua marca um paciente tem entre uma consulta e outra? Um dos erros mais comuns que impactam negativamente nas taxas de retorno e apologia das clínicas é entrar em contato apenas em momentos transacionais. Estamos falando especificamente de entrar em contato com os pacientes apenas para lembrá-los de que deveriam retornar anualmente, por exemplo.

Uma marca se torna mais forte apenas quando faz parte da vida das pessoas que estão em contato com ela. Estamos falando de compartilhar experiências e informações.

O ideal é que você tenha um processo que seja útil para seus pacientes, que estenda a atuação da sua clínica para o período entre as consulta.

Dessa forma, duas coisas acontecem: primeiro, seus pacientes terão uma experiência diferenciada com sua marca e se lembrarão mais de você, aumentando suas chances de ser recomendado com maior frequência. Em segundo lugar, seus pacientes terão menos dúvidas sobre retornar ou não em seus serviços, afinal, seu nome passa a ser mais familiar para eles.

Quer alguns exemplos?

Uma clínica especializada em nutrologia, por exemplo, poderia ter a rotina de comentar todas as *Fake News* relacionadas à especialidade que andaram circulando nas redes sociais no último mês.

Já uma clínica especializada em cirurgia plástica poderia compartilhar, todos os meses, as principais inovações do setor que foram novidade nos congressos.

Ainda citando exemplos, já pensou se uma clínica especializada em saúde masculina fizesse uma campanha no Novembro Azul e enviasse uma carta para todos os seus pacientes?

Esses são apenas alguns exemplos simples que mostram como é possível criar uma rotina e um processo que ajudarão sua clínica a se manter no radar e serem a referência no assunto para os seus pacientes.

O ponto é: nada disso deve ser uma inspiração de momento. Tudo deve ser tratado como processo, para ser executado sempre e manter a consistência da sua marca com seu público.

Um bom KPI para esse processo pode ser a taxa de pacientes que não se lembram da sua marca e precisam de mais informações para se lembrarem, quando seus atendentes entram em contato para agendamento de consultas anuais, por exemplo.

Processo de retorno

Este é o processo que vai garantir que seus pacientes agendem as consultas de retorno.

Nesse ponto, é muito comum que as clínicas entrem em contato apenas na data próxima ao momento combinado do agendamento. Esse é um grande erro.

Um bom processo de retorno é aquele que começa a acontecer com uma antecedência razoável, para que o paciente se programe, e que faz com que ele agende seu retorno na data correta.

Se um paciente deve retornar anualmente, isso significa doze meses e não quatorze, por exemplo. É muito comum a presença desses pequenos atrasos, que parecem ser inofensivos, mas que são grandes responsáveis pela queda de faturamento das clínicas.

Se um paciente retorna a anualmente, estamos falando de 6 consultas em 6 anos. Se ele retorna a cada quatorze meses, estamos falando de 5 consultas em 6 anos. Pode parecer inofensivo, mas quando somamos todos os atrasos, em clínicas com grande movimento, o impacto de caixa é gritante.

Canais efetivos

Assim como no processo de pré-consulta, quanto mais afastado da data de retorno, mais efetivo é o e-mail. Quanto mais próximo, melhores são as ferramentas de mensageria e ligações telefônicas.

O ideal é que o paciente saia de determinada consulta com a data da próxima já agendada e com um convite para o calendário também enviado. Essa é a melhor forma para que o paciente entenda que os retornos são um compromisso e não apenas algo desejável.

O KPI ideal, nesse processo, é a taxa de pacientes que retornaram nas datas corretas de retorno, com margem de 15 dias de tolerância.

Processo de inativação de base

Esse é, de longe, o processo mais negligenciado por todas as clínicas.

Responda a seguinte pergunta: quantas pessoas você tem na sua base de pacientes do consultório?

Sua resposta, provavelmente, considera os pacientes ativos e inativos. E esse é um grande problema. Você já vai entender o porquê.

Um paciente deve ser considerado ativo quando ainda está dentro das datas esperadas de retorno e não precisa tomar nenhuma ação, afinal, está nos prazos corretos de controle.

Um paciente deve ser considerado inativo quando já deveria ter retornado e não o fez. Isso acontece quando ele possui uma pendência de retorno ao consultório, para manutenção de determinado tratamento, e esse retorno não foi agendado mesmo depois de todas as tentativas de contato e agendamento, feitas no processo anterior, de agendamento de retorno.

Caso um paciente passe por todas as etapas estipuladas no processo anterior (suponha que seu processo de retorno seja enviar 2 e-mails, mandar uma mensagem e fazer 5 ligações com intervalo de uma semana entre elas para lembrar do agendamento) e ainda assim o retorno não é agendado, esse paciente deve ser inativado.

Se você negligencia esse fato, vai ter sempre a impressão de que sua base de pacientes cresce, apesar do seu faturamento estar estagnado.

Quando 100% dos seus pacientes retornam nas datas corretas de acompanhamento e nenhum se inativa, você tem um cenário de perda de 0% da base naquele mês.

Quando alguns pacientes que deveriam retornar não retornam e são inativados, você teve um cenário de perda de um pequeno percentual da base naquele mês.

Por que isso é importante? Pois esse é o KPI mais importante para qualquer empresa, como a minha e como a sua: o *Churn*.

Churn significa percentual de perda de pacientes. Um *Churn* alto, maior que 3% ao mês, pode colocar o seu negócio em uma situação de extrema dependência de captação de novos pacientes para manter o faturamento.

Um *Churn* baixo é reflexo de um funcionamento global perfeito da clínica como um todo, afinal, qualquer processo não funcional impactará nesse número.

O *Churn* deve ser um indicador acompanhado todos os meses e ele serve para te mostrar a saúde do seu negócio. Fique tranquilo que, em breve, vamos te ensinar a forma correta de implementar esse processo na clínica e como você deve calcular seu *Churn*.

Note que não estamos te incentivando a parar os contatos com os pacientes que foram inativados: estamos falando apenas para considerá-los inativos, para que sua visão fique menos míope sobre a qualidade e saúde da sua base de pacientes.

O próximo processo que vamos falar é justamente o processo de engajamento dos pacientes que ficaram inativos, para que retornem ao consultório. No entanto, devemos considerar essa parcela de pacientes como uma parcela em risco real de perda.

Você vai perceber que, ao começar a monitorar seu *Churn*, ele costuma ser um reflexo da nota de qualidade geral do consultório. Quando a nota de qualidade cai, o *Churn* aumenta. Quando a nota aumenta, o *Churn* reduz.

Manter um *Churn* baixo deve ser uma meta para atendentes de todos os consultórios e clínicas, especialmente aquelas que atuam em cidades com alta concorrência na especialidade, afinal, você não quer correr o risco de perder a demanda para outros profissionais, concorda?

Processo de engajamento de pacientes inativos

Mensalmente, alguns pacientes são marcados como inativos. Existem dois tipos de inatividade, no entanto: as definitivas e as ainda não definitivas.

No primeiro grupo, temos os casos de alta de tratamentos e morte, por exemplo. No segundo, temos os casos de perda de contato ou de pacientes que viajaram para passar um tempo fora.

Sobre o primeiro grupo não há o que fazer. Sobre o segundo, há.

Deve ser uma atividade constante em um consultório manter o contato com esses pacientes, para que eventualmente eles se reativem. A sua base de pacientes inativa já te conhece, portanto, é bem mais fácil que ela agende uma consulta com você do que um novo paciente que ainda não te conhece o faça.

O processo de reforço de marca, com ações periódicas, é um dos processos que geram impacto também na base de pacientes inativa. Outras ações podem ser feitas especificamente para essa base, como envio de campanhas promocionais.

De qualquer maneira, reativar a base inativa deve ser parte das funções dos funcionários da sua clínica.

Um paciente só deve ser reativado quando de fato ele agenda o retorno e comparece. Nesse momento, ele passa novamente a compor seu grupo de pacientes ativos, sem pendências.

O KPI a se monitorar nessa fase é o número de pacientes inativos que foram reativados naquele mês. Trabalhar com taxas, nesse ponto, é pouco efetivo. O número bruto é mais fácil de ser medido e pode inclusive compor uma meta de seus funcionários que trabalham com esse processo.

Monitoramento de KPIs e alinhamento de interesses

Até o momento, falamos de vários processos e vários KPIs. Sobre esse assunto, é bom fazermos algumas ponderações.

A primeira delas é que não é possível estruturar todos os processos e começar a monitorar todos os números de uma só vez, da noite para o dia. Seus funcionários vão se sentir desestimulados e o excesso de atividades vai te paralisar.

Dicas úteis para começar

O ideal é começar aos poucos e atacar cada processo em seu momento. Apenas com o processo inteiro documentado e com o KPI definido, e só depois desse processo ser vivido realmente na prática, é que convém passar para o próximo.

Não coloque uma meta apertada para começar a funcionar de forma 100% documentada. Pense em um cenário de um ano para viver seus processos estruturados, em seu estado da arte.

A forma ideal para começar é com a documentação. Não proponha mudanças em nenhum dos processos. Envolva seus funcionários e passe o exercício: nesse primeiro momento, o foco é registrar a forma como vocês já fazem as coisas por aí.

Dessa forma, ao colocar no papel, várias dúvidas vão surgir e é possível que parta deles próprios a necessidade de atualizar uma forma ou outra de fazer as coisas, para que fiquem melhores.

Se você começar a documentação já propondo grandes alterações e melhorias nos processos, provavelmente vai passar uma mensagem desestimulante para os funcionários, como se tudo o que eles fizeram até ali foi feito da forma errada.

A forma ideal é envolver seus colaboradores no processo. Tire um tempo para explicar a importância de se documentar corretamente cada passo e os motivos pelos quais vocês devem fazer isso. Assim, você compartilha com eles a nobreza da atividade. Você verá engajamento como nunca antes viu. Esse é o papel de um bom líder.

Depois que os processos estiverem bem documentados, é hora de montar o quadro de KPIs. Sugiro que você acompanhe não mais do que três a cada momento. Note: todos os seus processos devem ter números para serem acompanhados, no entanto, você não precisa acompanhar todos eles, em todos os momentos.

O foco é fundamental. Quando você tem dez indicadores, todos ruins, novamente fica difícil dar o primeiro passo para resolver todos os problemas. Por isso é bom selecionar apenas aqueles mais críticos e manter o foco do seu time neles. Com o foco em poucas atividades, que realmente importam, você vai conseguir avançar de forma bem mais rápida.

Sugiro começar pelos processos mais simples, como o de marketing, pré-consulta, atendimento e de retorno. Depois que atingir números 20% melhores do que os iniciais, mude para outros três processos o seu foco. E faça esse ciclo continuamente.

Como fazer

Mantenha sempre um quadro com cerca de três KPIs. Anote a evolução de seus números e tenha sempre uma meta de quanto melhorar. O ideal é sempre mirar em melhoras pequenas, tangíveis, para que seus funcionários não se desestimulem ou burlem os processos e medições de números.

Atingiu a meta de 20% ou atingiu o limite de tempo determinado para a melhoria daqueles processos? Comemore a meta atingida ou chore pelo fracasso com o seu time, e passe para os próximos. Atuar com metas e prazos é um exercício importante para todos os times que atuam em conjunto.

Uma vez que você tenha começado a atuar em todos os processos e já possua uma certa eficiência, e uma vez que seu time tenha entendido a lógica do jogo e esteja confortável com esse formato, aumente o número de KPIs acompanhados, até que o seu quadro de acompanhamento contenha todos.

Sempre recomendo que as clínicas reservem um dia no mês para apresentarem os resultados alcançados e discutirem sobre os processos e o aumento ou redução dos KPIs. Esses exercícios são fundamentais para que o time entenda a relação de causa e efeito que existe entre as ações realizadas no dia a dia e os números alcançados no fim de um período.

Para que você consiga alinhamento máximo entre seus funcionários, garanta que todos do seu time estejam empenhados em melhorar os mesmos números.

Em segundo lugar, tente trabalhar com bônus ou comissionamento variável, sempre que possível, de acordo com o atingimento de determinadas metas.

É particularmente útil trabalhar com bonificação em formato de experiências, ao invés de dinheiro, para evitar comportamentos destrutivos na equipe. Estou falando de bonificar com um almoço em um restaurante bacana de sua cidade, por exemplo, quando uma meta for atingida. Ou oferecer uma viagem de fim de semana para uma pousada. Ou um *Happy-Hour* com comes e bebes liberados. Ou algo similar. O ideal é que você esteja presente também nesses eventos e mostre que vocês são um time.

O que nunca pode ser perdido de vista é a meta. Uma meta quase batida não é um sucesso, é um fracasso.

Coloque essa visão em seu time desde o primeiro dia, para não ter uma equipe que "quase entrega resultados".

Quando seus processos estiverem estruturados e quando seus indicadores de desempenho estiverem mapeados, é a hora de começar a coletar dados e melhorar. A sua atuação em todos esses processos que citamos aqui é o que vai colocar sua clínica em uma posição vantajosa em relação à sua concorrência.

Não queira implementar tudo, da noite para o dia, com toda a tecnologia de ponta disponível por aí. Você vai gastar muito dinheiro e provavelmente vai se frustrar com o baixo retorno no curto prazo. A forma adequada para se manter a perenidade é direcionar continuamente um orçamento para investir em melhoria desses processos, utilizando sempre as tecnologias de ponta disponíveis para cada um deles.

Sempre priorize as ações sobre os seus processos com piores indicadores. Atue sempre sobre os maiores problemas e conviva com os pequenos, até o dia que esses antes pequenos se tornem os maiores.

Sempre olhe para o mercado e busque referência nas principais clínicas do seu segmento. Ande sempre ao lado dos grandes, nunca dos pequenos. Invista um tempo para cuidar de sua saúde e aproveite para visitar outros negócios que se destacam. Aproveite seu tempo para visitar os colegas que se destacam e que têm feito excelentes trabalhos, do ponto de vista de negócio. É com eles que você deve aprender.

Questione sempre sobre tecnologias e métodos utilizados em cada um desses processos que geram valor e certifique-se que você está acompanhando as últimas ondas de inovação nesses assuntos.

Sempre fuja de gastos e investimentos que não vão te ajudar a gerar novos negócios ou reter seus negócios atuais. Só invista nos processos administrativos e acessórios quando realmente não tiver onde mais colocar dinheiro ou quando eles realmente impactarem a experiência do paciente. Ensine seu time sobre esse conceito e economize cada centavo que puder, que não seja direcionado aos processos de geração de valor.

Sempre que possível, tente trazer mais conhecimento e expertise para que sua vida fique cada vez mais simples, e não complexa. Se tiver condições de contratar especialistas em marketing, atendimento ao cliente ou especialistas em vendas, o faça. Se tiver condições de investir em ferramentas de tecnologia para esses processos, faça. Se tiver condições de trazer fornecedores especialistas para te auxiliar em pontos que você é fraco, nessa cadeia de valor, faça. Nada disso é dinheiro jogado fora.

Por fim, nunca deixe de escutar os seus clientes. Eles são a razão do seu negócio. Enquanto você tiver a capacidade de criar uma base de clientes fiéis, que fazem apologia sobre seu negócio de forma regular, sempre impactando mais novos pacientes do que aqueles que se perdem no caminho, você terá um negócio saudável. Principalmente se mitigar seus principais riscos investindo em melhorar os processos que geram valor.

As clínicas digitais conhecem a jornada do paciente no pré e pós-consulta, usam tecnologias de ponta que conduzem os pacientes dentro dos melhores processos que podem criar, gerando consistência e padronização da experiência de pacientes com os serviços de saúde.

Com o fim desta parte, vamos agora para um passo a passo prático de estruturação de ações em vários desses processos. Assim, você consegue garantir que os primeiros pacientes chegarão ao seu consultório com sua nova estrutura digital estabelecida e que, passando pelos seus novos processos, eles alcançarão a apologia.

Essa sequência de passos foi proposta usando as principais ferramentas de mercado existentes enquanto escrevo esse livro. Representam uma forma mais metódica de implementar tudo o que propusemos até agora. Repare que tentei ser o mais simples possível, focando em ferramentas mais perenes e atemporais, que sempre farão sentido, independentemente da rede social da moda no momento.

Perceba, ao longo dos passos, como seria bom ter uma clínica que atuasse dessa maneira. Pense em como sua vida seria mais simples e sua clínica seria mais segura. Pense também em quanto de legado tudo isso não geraria para o seu nome. Agora, vamos para a prática.

Parte 4: 17 Passos Para Encantar o Primeiro Paciente

Esse é um guia para te ajudar a começar da forma correta. Até o final dos 17 passos deste guia, você vai ter passado por todos os processos fundamentais que citei anteriormente.

Esses passos, como você vai ver, resumem vários conceitos teóricos em pequenas ações, que você consegue terceirizar rapidamente ou, com boa vontade, consegue até implementar sozinho, se preferir.

Essa é a única forma que funciona? Claro que não. Mas repare que, ao final dos 17 passos, da forma como propomos, sua clínica terá muito mais controle de todos os processos que geram valor para seus pacientes.

Passo 1 - presença digital

Como você viu, a maneira ideal de começar sua presença digital é de trás para frente, do ponto de conversão para o início da descoberta, do fundo do funil para o topo.

A melhor forma de começar sua presença digital é através de ferramentas utilizadas por pacientes que já se decidiram em agendar uma consulta. Assim, logo a partir do momento que sua presença digital estiver ativa, é possível que alguns pacientes comecem a chegar até seu consultório ou clínica advindos dessas ferramentas. Serão poucos no começo.

Estamos falando de ter um site próprio, que contenha todas as informações necessárias para tirar dúvidas sobre seus serviços e esclarecer seus pacientes sobre como podem contar com sua clínica.

O site é a opção mais inteligente para se começar, sem dúvidas: é uma solução proprietária (é sua), não ficará ultrapassada no futuro próximo, atua de forma paralela com qualquer outra estratégia e tende a ser mais utilizado e não menos, com o passar dos anos. É, por isso também, o primeiro passo do Clínicas Digitais.

Sobre o formato: percebemos ao longo dos anos que a coisa que mais importa para que um site dê resultados é o conteúdo. O design costuma impactar pouco o resultado final, mas é importante principalmente para serviços de classe mais alta e refinados, que prometem conforto, luxo e exclusividade. O formato em página única é sempre melhor do que em abas. Ainda, é fundamental que seja responsivo (se ajuste aos dispositivos móveis, como *Smartphones*), afinal, a tendência é que o tráfego por esses dispositivos aumente com os anos.

Quando falamos de "bom conteúdo" estamos falando de ser claro no que você está informando, assim como de expor um serviço que realmente é diferenciado.

Se você é um profissional mediano, com formação mediana, em uma clínica mediana, lembre-se que você precisa encontrar seus pontos de diferenciação antes de pensar em investir em marketing.

Nesse ponto, um bom exercício é responder à pergunta: "por que um paciente agendaria uma consulta comigo e não com meus concorrentes?". Pode ser que sua resposta aponte para seus serviços e atendimento ao cliente. Pode ser que aponte para sua experiência profissional. Pode ser que aponte para um aspecto específico da sua personalidade. O importante é garantir que essas respostas sejam a promessa principal da sua oferta.

Um erro clássico é criar uma promessa que não pode ser sustentada. Um exemplo comum é um profissional recém-formado que tem o foco do seu site em sua "experiência". Essa promessa é uma nítida inconsistência e não passará despercebida pelo cliente. Muito diferente seria se o foco fosse "um profissional atencioso e antenado, atualizado".

Além do site, também podem ser usadas plataformas de catálogo online, como sites agregadores de serviços de saúde. No entanto, essas plataformas não permitem a diferenciação dos profissionais e você será apenas mais um no meio de tantos: o ideal é ser avaliado de forma isolada, em sua própria estrutura, para que o paciente não te julgue por critérios comparativos bobos, como a estrutura da clínica ou sua beleza física, por exemplo.

O conteúdo do site

Portanto, além de conteúdo suficiente para responder as dúvidas, seu site deve ser focado naquilo que te diferencia.

Algumas informações são fundamentais e não podem ser esquecidas, de forma alguma:

- ✓ Chamada inicial com resumo do principal valor oferecido pela clínica e imagem que traduza esse principal valor. Se estamos falando de uma clínica de angiologia, seria interessante ter a foto de uma pessoa com as pernas expostas, em uma praia, por exemplo. Afinal, esse é o objetivo da maior parte dos clientes que chegam até ali.
- ✓ Uma explicação sobre os principais problemas que são atendidos pelos profissionais ali presentes.
- ✓ Uma explicação sobre os principais serviços oferecidos na clínica, com detalhes para as situações em que eles são aplicados.
- ✓ Um detalhamento sobre como funciona o processo desde o agendamento até o acompanhamento e o que o paciente pode esperar dos profissionais.
- ✓ Detalhamento da estrutura física da clínica e benefícios do local e de seu entorno.
- ✓ Explicações sobre formas de atendimento, como fazer para se informar sobre valores ou quais convênios são atendidos.
- ✓ Mapas e formas de contato, bem como possibilidade de agendamento online de consultas, para não perder todas as oportunidades que chegam até seu site fora do horário comercial. Também é importante ter um formulário para pacientes tirarem dúvidas.
- ✓ Por último, é importante garantir a possibilidade da pessoa continuar navegando em seu site, buscando mais informações sobre problemas e tratamentos na sua especialidade

Esse é o formato que recomendamos por conter as principais respostas que um paciente poderia ter, quando em sua jornada de decisão. Se a sua especialidade e seu serviço possuem mais especificidades, pense na jornada do paciente e em suas etapas para adicionar mais conteúdos que façam sentido para seu caso.

No Blog, é interessante ter artigos escritos que aprofundem sobre cada um dos problemas explicados brevemente no site e também sobre os tratamentos realizados na clínica.

O foco deve ser, no primeiro momento, o fundo do funil: explicações detalhadas para aqueles pacientes que já decidiram que precisam de um especialista.

Portanto, neste momento, não foque em assuntos como "veja quando procurar um especialista" ou "quais problemas essa especialidade trata".

Foque mais em "como é feito o tratamento X" ou "10 coisas que você precisa saber depois que fizer o procedimento Y".

Nesse ponto, seu alvo será especificamente o paciente que já entende que precisa de você.

Passo 2 - Funil gratuito básico

Como falei anteriormente, com sua estrutura de conversão (site pessoal, agendamento online e formulário de contato) finalizada, sua página já está pronta para começar a receber tráfego.

No entanto, o simples fato de seu site estar no ar não garante que ele tenha audiência. Audiência é algo que precisa ser construído.

Existem duas formas de se fazer isso, mas iremos focar, neste capítulo, apenas na primeira: uma forma gratuita, baseada em produção de muito conteúdo útil e distribuição de links para esse conteúdo em vários lugares da internet. A segunda maneira será o assunto do próximo passo.

De forma gratuita, a melhor maneira para conseguir atrair o seu público é começar a publicar conteúdos de interesse geral e que chamem a atenção para pontos bem específicos de sua especialidade. Esses conteúdos devem ser sempre publicados em Blog, integrado ao seu site. Com esses artigos em mãos, publicados em um ambiente que é seu, você pode fazer algumas chamadas curtas para eles em suas redes sociais.

As redes não podem ser o seu local principal

É um erro colocar o conteúdo principal nativamente nas redes sociais, com links apenas para a página principal do site. Isso acontece pois as redes sociais funcionam como grandes rios: assim como as águas que vêm e logo se vão, os conteúdos passam e perdem por completo a sua relevância. Ainda, as redes sociais não são canais proprietários: você está sujeito à mudança de rumos o tempo todo.

No Blog, a lógica é oposta: quanto mais tempo tem um artigo publicado, quanto mais links apontando para aquele conteúdo e quanto mais gente compartilha aquele conteúdo, mais relevância aquele conteúdo ganha.

Esse é o mecanismo através do qual uma página sobe no ranqueamento do *Google* até alcançar as primeiras posições. Vamos fazer um exercício. Quero que você pense como se você fosse o próprio *Google*.

O que você preferiria colocar na primeira posição para uma busca relevante: uma página nova, qualquer, sem nenhuma referência; ou uma página que já existe há algum tempo e que várias pessoas acessam e compartilham, como referência naquele assunto?

Você quer expor para seus usuários as páginas que você sabe que são excelentes e que você já confia, concorda? Você vai preferir aquela página que possui mais tempo e que já se mostrou confiável. Logo, quanto maior seu índice de confiança, mais no topo sua página vai ficar.

O nome técnico do índice de confiança do *Google* é *PageRank*. A lógica é simples: quanto maior o volume de conteúdos úteis o seu site possui e quanto mais as pessoas interagem com o seu conteúdo, mais seu site será melhor ranqueado. Existem fatores técnicos que favorecem o ranqueamento? Claro. O nome disso é SEO (*Search Engine Optimization*, ou Otimização para Ferramentas de Busca, em português). Trata-se de uma série de técnicas que fazem com que um conteúdo seja considerado mais ou menos relevante para os buscadores.

Quando uma nova página é publicada, ela demora um bom tempo até se posicionar no topo para aquela busca. Muita gente pensa que bastaria um nome adequado de domínio (www.seunome.com.br) que aquela página começaria a aparecer nos resultados para a busca daquele termo. Esse é um equívoco. Tempo e relevância de conteúdo é fundamental para isso.

Pense em quem é o seu leitor e no que ele quer ler

O tecnicismo não é necessário para fazer seu site chegar ao topo, quando você se compromete com uma única coisa: escrever bons artigos que ofereçam uma excelente experiência para seus leitores.

O volume de conteúdo produzido sobre determinado assunto é um dos fatores indiretos que mais se relacionam ao bom posicionamento de uma página em uma busca.

Portanto, não vale escrever artigos técnicos, com termos complexos, que ninguém consegue ler, a não ser um profissional da área. O melhor exercício que você pode fazer é escrever um conteúdo sobre determinado tema e passar para um leigo ler. Depois, peça para que ele explique com as próprias palavras o que ele entendeu sobre o assunto. Se ele entendeu corretamente, você atingiu seu objetivo.

Dicas de como escrever para a internet

O tamanho ideal de um conteúdo para a internet é de no mínimo 500 palavras. No começo, recomendamos que seus conteúdos tenham todos esse tamanho. Depois, quando já tiver mais de 100 a 200 conteúdos publicados, vale à pena começar a aumentar a extensão dos assuntos.

Quanto mais conteúdos um site possui para determinado assunto, mais o *Google* terá a certeza de que aquele site é especializado naquele assunto. Portanto, quebre os assuntos em suas mínimas unidades e escreva conteúdos sobre cada um desses pontos, sempre que puder.

Para ter como exemplo: "tratamento do diabetes" é diferente de "tratamento clínico do diabetes", que é diferente de "tratamento cirúrgico do diabetes", que é diferente de "3 formas de tratar o diabetes", que também é diferente de "5 dicas no tratamento do diabetes".

A mensagem que você passa para o *Google* é que seu site contém vários conteúdos sobre tratamento do diabetes. Quando o volume de conteúdos sobre determinado tema ficar relevante e você já se sente esgotado naquele assunto, aí é interessante começar a escrever verdadeiros artigos de referência, com até 4000 palavras, que vão esgotar o assunto.

Quando isso acontecer, é interessante que você volte aos artigos menores e comece a criar links para o seu artigo de referência. Seguindo o nosso exemplo, este artigo poderia ser intitulado: "Saiba Tudo Sobre Diabetes". Essa é a técnica que melhor funciona para que leigos em SEO consigam colocar suas páginas no topo do *Google*, mesmo sem conhecimento técnico avançado.

Voltando ao assunto: quando você coloca seus conteúdos dentro do seu site, você ganha de duas maneiras. A primeira é com o tráfego orgânico que o próprio *Google* e demais buscadores vão te gerar com o passar dos anos. A segunda é replicando esses conteúdos em suas redes sociais ou através de e-mail marketing para seus pacientes, como vamos ver mais pra frente.

Ao final de todos os seus conteúdos, é importante ter uma chamada para a ação. É interessante que essa chamada leve o leitor ao próximo passo na tomada de decisão. Esse passo, pode ser, por exemplo, conhecer mais sobre os seus serviços na página inicial do seu site.

Mas, e as redes sociais? E o funil gratuito?

Com um blog próprio e com muitos conteúdos bem escritos e relevantes para o seu público você pode começar a pensar no seu funil através do uso de redes sociais.

Como já enfatizado, as redes sociais devem ser um o meio pelo qual as pessoas chegam até você e não o destino final. Sobre o funil, é algo que funciona, mais ou menos, assim:

Você compartilha, em suas redes sociais, um link para os artigos do seu blog. Assim, você consegue chamar a ATENÇÃO das pessoas que sofrem com os sintomas ou problemas abordados no conteúdo.

Elas vão clicar e, com a leitura, irão ASSIMILAR mais a fundo aquela questão. Lá, eles vão querer buscar mais informações e tirar dúvidas.

Vem então a fase em que elas começam a ARGUIR, buscando novos artigos mais completos em seu blog e vão tirar dúvidas sobre os seus serviços em seu site.

Se todas as dúvidas estiverem sanadas, é possível, então, que o leitor parta para a AÇÃO e agende online a consulta. Caso contrário, ele pode se interessar em ligar para continuar tirando as dúvidas.

Percebe como com esse funil simples, você garante que as pessoas conseguirão realizar uma jornada completa de decisão em contato com a sua marca? A grande vantagem é que é algo simples e realmente funcional. Além de tudo, ainda é muito gratificante atender um paciente no consultório que chegou até você por causa daquele conteúdo.

O lado negativo

Essa forma gratuita, no entanto, tem seus problemas. O principal é: ela é mais lenta do que as formas pagas. Afinal, demora até que os buscadores aumentem a exposição dos seus conteúdos e até que sua audiência em redes sociais seja suficientemente grande para movimentar várias pessoas por esse funil.

Como te disse, trata-se literalmente de um funil: várias pessoas se perdem em cada etapa do processo.

É bem comum termos taxas de 0,1% de agendamento de consultas para cada acesso qualificado para uma página do blog. Estamos falando de despertar a atenção de 1000 pessoas para que 1 agende uma consulta. Pode parecer pouco, mas quando seu site tiver um tráfego espontâneo e local de 100.000 pessoas por mês, estamos falando de 100 pessoas agendando consultas, todos os meses.

No entanto, se você está achando essa taxa muito baixa e quiser ter taxas maiores, tudo o que você precisa fazer é começar a atuar com aqueles que já estão mais preparados sobre determinado assunto.

É possível que você consiga taxas 10 ou até 20x maiores quando você trabalha com pessoas que já decidiram que precisam de um especialista, por exemplo (estou falando de taxas de 1 a 2% de agendamentos).

É justamente o que vamos fazer no próximo passo.

Passo 3 - Funil pago com anúncios

Enquanto suas estratégias de conteúdo e os funis gratuitos maturam, é importante garantir um fluxo mínimo de tráfego para seu site. Assim, você consegue começar a testar seu processo de marketing, o quanto antes.

Pode ser que seu site tenha ficado péssimo. Pode ser que tenha ficado excelente. Você só vai descobrir quando tiver um fluxo razoável de novas pessoas chegando até ele e verificando quais as taxas de agendamento você conseguiu.

No entanto, essa matemática não é tão linear assim.

Lembra-se da jornada do cliente que você conheceu quando falamos sobre canais e sobre o Marketing 4.0? Lembra que o cliente por vezes sai do *Online* e vai para o *Offline* durante essa jornada, e vice-versa?

Portanto, é bem comum que um paciente tenha um primeiro contato com sua estrutura digital e agende uma consulta por telefone, por exemplo. Ao conversar na clínica, nem todos se lembram ou relatam que te conheceram através de seu site.

Dessa forma, a melhor maneira para avaliar essas questões é avaliando os vários indicadores ao mesmo tempo: tanto o número de pacientes que disseram que vieram por causa da sua estrutura digital; quanto o número de pacientes que disseram que acessaram o site, mas não te conheceram por lá; quanto o número global de agendamentos que seu consultório recebeu naquele período.

É muito comum que clínicas que fazem marketing digital percebam um aumento global do volume de agendamentos, não relacionado com qualquer outra mudança de estratégias. Porém, ao pararem suas ações, costumam sentir uma queda de serviços. Isso aconteceu dezenas de vezes ao longo da minha experiência com clínicas de todas as especialidades.

Isso posto, vamos ao funil pago.

O que é e como funciona o Google Ads e outros

Nesse caso, vamos comprar anúncios em plataformas focadas em pacientes que estão buscando serviços de saúde, na sua especialidade e região. Como já conversamos, a maior parte das pessoas tem esse comportamento no *Google*.

O *Google* possui uma ferramenta que permite que anunciantes exponham anúncios nas primeiras posições, quando pessoas buscam por palavras específicas. Você determina os termos de busca relevantes para o seu negócio e um anúncio é disparado quando alguém faz uma busca com algum deles.

Hoje, essa plataforma se chama *Google Ads*. Ela mudou de nome recentemente. Até Junho de 2018, a plataforma se chamava *Google Adwords*. Portanto, como esse livro tem o interesse de ser agnóstico em relação às plataformas, busque por conta própria mais informações sobre as principais ferramentas que fazem esse tipo de trabalho, quando estiver lendo esse livro.

A grande vantagem desse tipo de plataforma é que os anúncios só são disparados (e, por consequência, você só paga nesses casos) quando um paciente busca por um termo da sua especialidade e clica sobre o seu anúncio.

Ou seja: diferentemente de um panfleto distribuído na rua, em que várias pessoas que não estão interessadas no assunto pegam o folheto e jogam fora sem nem olhar para ele, desperdiçando recursos, nesse tipo de plataforma você só aborda aqueles que estão realmente interessados.

Que tipos de anúncio criar nessas plataformas

Recomendo que você crie anúncios que direcionem para o seu site sendo engatilhados por todas as palavras que demonstrem que aquele paciente já está mais avançado no funil de decisão e na jornada de compra.

Estamos falando de palavras como "agendar cardiologista", "cardiologista particular", "cardiologista unimed", "marcar cardiologista", "clínica de cardiologia", "melhor cardiologista de sp", "cardiologista em sp" e afins.

Se você criar anúncios para palavras mais amplas de sua especialidade e continuar direcionando para o site principal, a efetividade vai cair muito, afinal, você estará atuando em etapas mais altas do funil. No exemplo do nosso cardiologista, algumas palavras desse tipo seriam: "tratamento da hipertensão", "quem trata hipertensão", "médico que trata hipertensão", "diabetes", etc. Repare que essas buscas não são transacionais como as primeiras, elas são mais informacionais.

Assim sendo, esse tipo de anúncio vai garantir que o público decidido por seus serviços seja alcançado no momento exato da busca. No entanto, o volume não será tão alto assim, principalmente em cidades menores. Nesses casos, recomendamos que você divida seu investimento em campanhas para o fundo, meio e topo de funil.

Ou seja: se o seu orçamento é maior do que o valor que consegue ser gasto apenas no fundo de funil, se dê ao luxo de expor anúncios para termos mais amplos, como esses que comentei. No entanto, ao invés de direcionar o usuário para a página inicial do seu site, direcione para um artigo em seu blog, que responde aquela pergunta e que faz com que ele sinta necessidade de avançar no funil, em seu site principal.

A lógica é sempre respeitar a etapa de decisão do seu paciente.

Se o seu orçamento permite, compre anúncios para palavras como "hipertensão" e encaminhe para um artigo completo que fala "tudo o que você precisa saber sobre hipertensão, desde os sintomas até o tratamento, bem como as melhores opções que você possui na cidade tal".

Nossa recomendação é que, em cidades com mais de 100 mil habitantes, você direcione um orçamento aproximado de R$500 por mês para anúncios para fundo de funil. Pode até ser que esse paciente não agende com você. Mas você será uma das opções que ele vai lembrar, quando o profissional que ele procurar começar a ser inconsistente com as informações que ele encontrou no seu blog, lembra?

Em resumo, a chave é a consistência. Se quiser explorar mais o assunto, que realmente é extenso, existem dezenas de aulas gratuitas do próprio Google sobre essas plataformas de anúncio.

Passo 4 - conversão por agendamento *online*

Quando um paciente está em seu site, tomando a decisão final de agendar ou não uma consulta com você, você não quer que ele tenha objeções, quer que ele tenha certezas.

Se o paciente está em horário comercial, é possível que ele opte por um contato telefônico, por uma questão cultural. Esse é o fluxo natural. No entanto, apenas 44h das 168h que uma semana possui são comerciais.

Se o paciente está navegando em sua presença digital fora do horário de atendimento da clínica e o seu site não oferece a possibilidade de agendamento online, poucos são os pacientes que vão salvar aquele *link* ou anotar aquele telefone para entrar em contato no dia seguinte. Em nossa experiência, percebemos que sites que possuem agendamento online geram mais resultados do que aqueles que não possuem essa facilidade.

Acredite: tudo o que você não quer é ter que convencer um paciente, duas vezes.

Imagine que esse paciente não encontre formas de agendar com você. É provável que no futuro ele vá realizar a mesma busca que fez anteriormente e, nela, você vai precisar novamente pagar um anúncio para expor seu nome. Pode ser ainda que um concorrente, nesse momento, esteja na sua frente. Portanto, ao oferecer mais facilidades para agendamento, melhores serão suas taxas de sucesso globais com as estratégias de marketing.

Além disso, esse é mais um serviço que pode ser entendido como diferencial. Segundo o estudo TIC Saúde de 2016, menos de 15% dos estabelecimentos de saúde contam com serviços de agendamento online de consultas. Os EUA chegarão a taxas de 60% em pouco tempo.

Portanto, ao oferecer esse tipo de comodidade, você ganha reforço de uma imagem mais associada à tecnologia, o que pode aumentar a percepção de valor de seus serviços.

Assim sendo, é bem importante que você reforce as formas de agendamento em todas as suas comunicações institucionais: é interessante anexar o link do agendamento online no rodapé dos seus receituários, bem como em todas as páginas de seu site.

Passo 5 - conversão por formulário de contato

Quando um possível cliente lê seu site até o final e não encontra respostas para as dúvidas que ele tem, ele não irá ligar para fazer o agendamento de consulta.

A internet possui essa característica: é dinâmica e efêmera. É simples sair de um site e buscar informações em outro. Na dúvida, é mais rápido buscar uma outra opção de clínica na própria internet que possui um site mais informativo do que ligar para buscar mais informações.

No entanto, se todos os passos anteriores foram bem feitos e a imagem da sua clínica foi passada de forma única e diferenciada, a ausência de determinada informação pode não ser suficiente para fazer com que o paciente desista de agendar em seu serviço.

Mas não se acomode, isso não muda o fato de que ninguém consome um serviço sem antes passar de forma completa pela fase de arguição. Logo, esse paciente pode sim ligar para tirar as dúvidas, mas uma boa parcela vai preferir submeter a informação pelos canais digitais, como um formulário de contato, por exemplo. Além disso, devemos sempre pensar em atender também aqueles pacientes que estão em seu site fora do horário comercial.

Portanto, uma boa presença digital possui as seguintes opções para converter um visitante em um possível paciente:

- ✓ **Agendamento online,** que serve para aqueles que passaram de forma definitiva pelas etapas de atenção, assimilação e arguição e já estão prontos para a ação;
- ✓ **Formulário de contato**, útil para quem ficou parado na etapa de arguição e não está em horário comercial ou para quem não tem o hábito ou simplesmente não quer conversar por telefone;
- ✓ **Telefone de contato,** importante para quem está na etapa de arguição e ação em horário comercial.

É interessante notar que um baixo volume de agendamento online associado a um alto volume de ligações em horário comercial (de pessoas que querem tirar dúvidas) pode ser sintoma de um site com poucas informações. Quando isso acontece, as pessoas ficam inseguras quanto a agendar uma consulta online, sem nenhum contato humano.

Nesse caso, o prejuízo pode ser maior do que o pensado: quantos pacientes saíram do site por esse mesmo motivo e não chegaram a fazer uma ligação?

Logo, a cada semestre o site deveria ser atualizado com informações que chegam no atendimento telefônico e que geraram dúvidas nos possíveis pacientes. Com esse fluxo de melhoria, a tendência é que aumente a taxa de agendamento online e caia a de recepção telefônica.

Uma boa forma de estimular esse comportamento é pedir para seus próprios pacientes que façam o agendamento dos retornos pelo site, através do agendamento online, ao invés de ligarem para agendar.

Dessa maneira, quando seu boca a boca começar a ser mais efetivo, é provável que ao indicar seus serviços, os próprios pacientes vão se lembrar do agendamento online como uma facilidade da sua clínica, melhorando ainda mais a percepção de inovação vinculada à sua marca.

Passo 6 - otimização do processo de atendimento telefônico

O processo de atendimento telefônico para novos pacientes é uma venda. O maior erro neste passo é acreditar que sua clínica está fazendo um favor para o paciente e não se interessar pelo agendamento, como se não se importasse com o fato de que um novo paciente entrou em contato.

Já reparou como em vários serviços médicos o atendimento telefônico é frio e, na maior parte das vezes, é conduzido pelo paciente?

Pense em uma conversa tradicional, típica de uma clínica:

- "Bom dia, aqui é o João, da Clínica Bem-Estar, como posso ajudá-lo?
- Oi, recebi uma indicação e gostaria de saber o valor da consulta particular...
- A consulta é R$200.
- Obrigado.
- Gostaria de agendar?
- Não, vou pensar melhor e retorno
- Ok, obrigado."

Esse é um típico caso de desleixo. Vamos analisar melhor o processo e ver onde estão os erros.

Em primeiro lugar, não podemos jogar a culpa desse não agendamento no processo de marketing. Ele foi efetivo e teve sucesso: o paciente entrou em contato com a clínica.

Ao receber a ligação, o atendente foi completamente passivo. Isso aconteceu pela falta de um processo de venda bem estruturado. Esse é um assunto complexo e que tomaria páginas e mais páginas para ser razoavelmente coberto, porém não é o foco deste livro.

Mesmo assim, iremos te dar algumas diretrizes.

Cuidados no atendimento telefônico

Em primeiro lugar, o processo de venda deve ser um processo ativo, conduzido pelo vendedor e não pelo cliente. O cliente nem sempre sabe o que quer comprar. O vendedor deve saber exatamente o que ele precisa.

Dessa forma, quando o cliente entra em contato, é importante assumir a rédea da conversa o quanto antes na ligação. Vou reproduzir a mesma conversa novamente, agora te mostrando com quem o controle está:

>- "Bom dia, aqui é o João, da Clínica Bem-Estar, como posso ajudá-lo?" (o atendente está guiando o processo)
>- "Oi, recebi uma indicação e gostaria de saber o valor da consulta particular." (o cliente está guiando o processo)
>- "A consulta é R$200." (o cliente continua guiando o processo, afinal, o atendente apenas respondeu o que ele quer)

- "Obrigado." (o cliente continua guiando, pois recebeu a informação e teve o que queria)
- "Gostaria de agendar?" (o cliente continua guiando e essa pergunta só reforça o controle do cliente sobre o processo)
- "Não, vou pensar melhor e retorno." (o cliente segue guiando)
- "Ok, obrigado." (a conversa acabou e o cliente guiou até o final)

Bem, veja como com algumas simples frases postas de formas diferentes, essa lógica muda:

- "Bom dia, aqui é o João, da Clínica Bem-Estar, como posso ajudá-lo?
- Oi, recebi uma indicação e gostaria de saber o valor da consulta particular.
- Que legal, como é o seu nome?
- Tatiana!
- Legal, Tatiana. Quem foi que te indicou?
- Foi o Marcos.
- Excelente! E o que ele falou da nossa clínica?
- Ele gosta muito daí e disse que a Dra. Amanda é muito boa.
- Ah, muito bom! Mas me explique melhor: qual o motivo da consulta? Você gostaria de se consultar por algum motivo específico? Pode compartilhar comigo para que eu direcione o melhor profissional ou está interessada apenas em agendar uma primeira avaliação?
- Quero apenas agendar.
- Sem problemas. O nosso atendimento de primeiras consultas é realizado pelo Dra. Amanda, nas terças, quartas e quintas. Ao agendar, você vai receber um resumo do agendamento e pedimos a gentileza de chegar com 10 minutos de antecedência para o cadastro, pois a Dra. Amanda é extremamente pontual e você vai ser atendida na hora marcada, sem ficar esperando. A consulta

dura cerca de 30 minutos e costuma ser dividida em 3 etapas. Primeiro uma conversa para entender seu problema, depois, se necessário, um exame detalhado e, por fim, uma etapa para propor um plano de diagnóstico ou tratamento, de acordo com o caso. Caso precise, aqui na clínica nós fazemos os exames A, B, C e D que podem ser realizados no mesmo dia, sem necessidade de agendamento, o que pode evitar que você precise retornar só por isso. Uma vez que você se tornar cliente de nossa clínica, terá acesso à agenda preferencial e os contatos da clínica e da Dra. Amanda para urgências. É isso o que você está buscando?

- Sim, exatamente isso. Qual o valor da consulta particular?

- O valor para a consulta e todos esses benefícios que te citei é de R$200. Qual a melhor data para você? Temos horário essa semana e na próxima.

- Entendi. Mas gostaria de pensar um pouco melhor.

- Sem problemas. Qual foi o ponto que te chamou a atenção e que você precisa de mais tempo para se decidir? Além do preço, tem alguma outra questão?

- Não, é só o preço mesmo...

- Perfeito. Posso pegar seu e-mail para te enviar um material sobre a clínica e explicar em detalhes nossa estrutura e as vantagens que você vai conseguir se consultando aqui e virando nosso cliente?

- Sim, pode... o e-mail é tatiana@provedor.com

- Excelente, seu número é esse mesmo? (31) 99999-9999?

- Sim.

- Perfeito. Vou fazer o seguinte: te mando um e-mail agora mesmo, assim que a gente desligar, e te ligo amanhã para saber o que decidiu, pode ser?

- Combinado."

Esse processo, diferentemente do primeiro, foi ativo. Talvez você até tenha sentido um certo desconforto. No entanto, não leve a mal: esse é um exemplo de processo correto, que tem a capacidade de aumentar em até cinco vezes o volume de novos agendamentos de sua clínica.

A diferença dele, em relação ao primeiro, é que nesse último o atendente conduziu o processo o tempo todo. Ele primeiro faz uma conexão (o que chamamos de *Rapport*) com a possível paciente e puxou assunto. Quando ela deu abertura, ele apresentou as possibilidades de serviço.

A importância de mostrar valor para o cliente

Assim, ao invés de passar para o preço, o atendente, espertamente, fez o que todos deveriam fazer: mostrou o valor de todo o serviço oferecido antes de passar o preço. Ninguém compra pelo preço, principalmente serviços *Premium*. Não é o fato de uma consulta ser R$200 ou R$500 que vai mudar o fato do paciente agendar ou não aquela consulta. É a percepção de valor acerca do serviço oferecido.

Se o cliente não conhece ou não percebe valor, R$200 é tão caro quanto R$500. Se o cliente entende o valor e descobre que aquilo é tudo o que ele precisa, R$500 é tão barato quanto R$200.

É um erro pensar que as pessoas que entram em contato com você decidem pelo preço. Mesmo que você atenda em serviços mais populares, as pessoas agendam ou deixam de agendar com base nos benefícios que possivelmente receberão.

Portanto, é mandatório que você passe a percepção de valor antes de passar o preço, em seu processo.

Voltando ao exemplo. Depois dessa etapa, o atendente perguntou se era aquele serviço que a pessoa desejava e aguardou a resposta. Note que, ao fazer isso, o que na verdade ele está fazendo é isolar a causa de uma possível desistência. Como o cliente disse que era exatamente isso o que ele precisava, agora restava apenas a causa "preço" para que o agendamento fosse ou não realizado.

Diferentemente do primeiro exemplo, em que o não agendamento aconteceu sem que sequer o atendente tivesse a oportunidade de entender a razão, no segundo caso, o agendamento claramente não aconteceu por causa do preço.

E note: essa é uma informação valiosa para seu negócio. Se você perde muitos clientes por causa de preço, pode ser que seja interessante avaliar um reposicionamento de mercado ou melhorar sua imagem como um serviço *Premium* para que mais pacientes percebam seu valor.

Quando o agendamento não ocorreu, repare que o atendente não se contentou. Ele quis se certificar de que a inferência estava correta: se era de fato o preço o motivo para que o paciente não realizasse o agendamento. Dali pra frente, ele voltou a assumir o controle quando o paciente quis ser evasivo: não deixou o paciente controlar o momento de decisão, mas estipulou o prazo para ter uma resposta.

Esse tipo de postura não é deselegante: ela é inteligente e ela mostra que você entende a jornada de decisão do paciente. O paciente entrou em contato com o serviço e disse que pensaria a respeito antes de dar uma resposta. Logo, ele não estava pronto para a ação. Nesse momento, ele te mostra que está na etapa de arguição.

Portanto, quando o atendente pede o acesso ao e-mail, ele tem a oportunidade de levar informações para esclarecer quaisquer dúvidas daquele paciente sobre os serviços daquela clínica e os motivos pelos quais ela deve ser uma opção.

Uma boa atitude, por exemplo, é criar uma apresentação em PDF, feita por um designer profissional, que mostra os principais benefícios da clínica e trata todas as possíveis objeções ao agendamento.

É importante mostrar depoimentos de outros clientes, dando um reforço social para aquela decisão, bem como mostrar os diversos títulos, certificados e comprovantes de autoridade técnica dos profissionais ali presentes. Ainda, é interessante pontuar os benefícios que tornam aquela clínica diferente de todas as outras.

Por fim, ninguém gosta de uma propaganda enganosa. Se você promete pontualidade, deve cumprir. Se você promete um serviço diferenciado, deve cumprir. Logo, por que não se comprometer com uma garantia, para que o paciente perceba sua seriedade e compromisso com suas afirmações, que retire o risco do paciente se frustrar?

São particularmente efetivas as garantias de devolução do investimento na consulta em caso de atraso superior a X minutos, descontentamento com o atendimento ou com as condições da clínica.

As pessoas normalmente ficam receosas de oferecer garantias como essas. Mas a grande verdade é que, se o seu serviço de fato entrega o que promete, raramente os pacientes abusarão dessa garantia. Costumamos entender que aquele paciente que abusa não deveria mesmo se tornar cliente.

Esse é um exemplo de processo de venda que você pode implementar no seu consultório. Note que não estamos dizendo que ele é o único. O que importa, aqui, é entender que o processo deve ser compatível com seu estilo de comunicação, mas nunca deve ser frouxo e deixar a condução nas mãos do paciente. Afinal, a maior parte dos pacientes ainda não sabe o que precisa quando entra em contato com você.

Sempre recomendo que todas as ligações para agendamento de consultas sejam registradas e documentadas, como fonte de informação e aprendizado. É interessante ter um relatório semanal com todas as ligações e a taxa de sucesso. Ainda, é bom saber os motivos pelos quais os pacientes não agendaram as consultas.

Inclusive é uma boa prática entrar em contato alguns dias depois para fazer uma pesquisa neutra. Algo como:

"Olá, tudo bem, Tatiana? Meu nome é Pedro, sou do time de qualidade da Clínica Bem-Estar, e gostaria de tomar 1 minuto do seu tempo, com uma única pergunta, para melhorarmos nossos serviços por aqui.

Há alguns dias você entrou em contato com nossa clínica buscando informações sobre nossos serviços, e gostaria de saber qual foi o maior motivador para que você não tenha agendado a consulta...."

É importante dizer para o paciente que você não está interessado em reverter a situação, mas apenas entender o motivo real, para melhorar no futuro. As respostas costumam ser verdadeiras, principalmente se sua abordagem for pouco intrusiva e simpática.

Esse tipo de ação pode te trazer excelentes insights sobre a percepção de seus serviços.

Melhoria e acompanhamento de KPIs

O processo de vendas é um dos processos mais complexos e importantes para seu negócio. Qualquer mudança de discurso tem um enorme potencial de aumentar ou reduzir seus resultados. Em nossa prática, esse é o processo que, quando falho e mal estruturado, mais gera oscilação nos resultados das clínicas.

Já vimos clínicas que saíram de taxas de apenas 10% de agendamentos em ligações telefônicas e atingiram números maiores que 50%, apenas com mudança de discurso.

Assim, a primeira coisa a se fazer, depois de estudar à fundo e documentar como o seu processo é realizado hoje, é começar a coletar dados e criar o *Playbook* documentado com as situações mais comuns que aparecem por aí. Cada objeção de um possível paciente merece ser discutida com a equipe e o processo de atendimento telefônico deve ser adaptado.

A cada teste de discurso proposto, dê tempo para coletar mais dados e conseguir o mínimo de relevância estatística, antes de assumir que a mudança melhorou ou piorou o número.

Acúmulo de funções

Como esse é um processo extremamente importante para o resultado do negócio, especialmente naquelas clínicas com maior volume de atendimento, não é interessante que o colaborador envolvido nesse processo seja o mesmo colaborador envolvido nas rotinas de atendimento ao cliente na clínica.

O acúmulo de funções sempre vai levar ao conflito de interesses e ao privilégio de um ou outro processo. Geralmente o processo de vendas acaba sendo negligenciado em detrimento das demais atividades.

A estrutura organizacional mínima que você deve mirar é ter ao menos dois colaboradores responsáveis por esses processos: um profissional responsável pelas rotinas de atendimento ao cliente dentro da clínica e um segundo profissional com responsabilidades de vendas, sucesso do cliente e relacionamento no interconsulta (acostume-se com o termo: vou chamar esse profissional, a partir de agora, de vendedor).

Até mesmo as habilidades para os dois cargos são muito diferentes e não costuma ser fácil encontrar uma pessoa muito boa em ambas funções. Para o cargo de vendas, tente encontrar uma pessoa com experiência em processos consultivos e também em processos ativos.

Isso é muito importante para que você não fique refém apenas da geração de demanda pelo seu processo de Marketing e por recomendação de clientes. Se uma meta comercial não consegue ser batida com esses processos passivos (clientes que entram em contato), estruture formas independentes para que seu vendedor consiga trazer novos clientes para a clínica, ativamente.

Quer alguns exemplos? Seu vendedor pode buscar criar parcerias estratégicas com o RH de empresas; ele pode entrar em contato com outras clínicas e consultórios que possuem pacientes que podem se beneficiar também de seus serviços e propor parcerias; ainda pode entrar em contato com pacientes promotores que trabalham em empresas grandes e buscar formas de chegar aos demais colaboradores daquela empresa.

Esses são apenas alguns exemplos que evidenciam como existe muito a ser feito nessa área e como é completamente inviável que tudo isso seja realizado em paralelo com as atividades internas da clínica, por uma única pessoa.

Ainda, ao dividir as funções entre dois colaboradores, você dá objetivos claros e métricas específicas para cada um deles: o primeiro será responsável por melhorar a experiência do paciente na clínica e garantir uma nota de qualidade alta; o segundo será responsável por aumentar as taxas de venda, retorno e reativação de clientes.

Independência de áreas

Assim que você separar as áreas, você vai começar a passar por um sério problema: até tudo se ajustar e as responsabilidades ficarem claras, as pessoas vão colocar a culpa de um possível mau resultado em processos que elas não controlam.

Seu vendedor vai começar a dizer que o marketing não está bom e que é por causa disso que ele não consegue trazer novos pacientes para a clínica. Seu profissional de atendimento ao cliente vai dizer que o vendedor criou uma expectativa errada em seus pacientes, que se frustraram ao chegar e perceber que nada era como o prometido.

Quando isso acontecer, você vai saber que seus funcionários estão realmente preocupados com a entrega de resultado nas próprias áreas. Isso é bom. No entanto, é preciso começar a definir as regras mínimas em cada área e critérios de "aceite" que definem o que precisa ser comunicado ou feito.

Por exemplo: se seu profissional de atendimento levanta a hipótese de que os pacientes estão chegando até a clínica atrasados porque não estão sendo avisados sobre a dificuldade de se estacionar nas redondezas, vocês, em conjunto, podem resolver que faz sentido que essa informação seja oferecida no agendamento. Assim, essa passa a ser uma etapa obrigatória do processo de vendas. Se pacientes chegam até a clínica e confirmam que não receberam a informação, você deve aprofundar nos treinamentos com o time de vendas.

Sempre deixe claro para seu time que os processos serão sempre melhorados mas que, independentemente disso, a responsabilidade pelo resultado e pela métrica será sempre da própria área.

Quando o processo de marketing ainda não é efetivo, mostre para seus vendedores que eles conseguem atuar ativamente, de outras formas, para atingir o resultado da mesma maneira.

Quando o processo de vendas não é efetivo e ainda passa informações truncadas para os pacientes, mostre para seus profissionais de atendimento que ainda assim eles podem oferecer uma experiência fantástica para aqueles pacientes.

Garanta a independência de responsabilidades entre as áreas sempre que atuar dessa maneira.

Serialização de funções

Se sua clínica já possui dois ou mais colaboradores, é bem provável, ainda, que eles atuem de forma paralela e não serializada, o que diminui muito a eficiência. Essas clínicas costumam ter vários funcionários que realizam os diversos processos. Eles se revezam no atendimento ao cliente dentro da clínica e no atendimento telefônico e vendas. Esse é um péssimo arranjo.

Quando os funcionários atuam dessa forma, é muito mais complexo gerar padronização no atendimento ao cliente e é comum que os processos não evoluam, pois ficam sem um responsável direto.

Experimente, nesse caso, separar as funções e responsabilizar cada pessoa pela melhoria de um processo e KPI específico. Você verá que as atividades começam a ser realizadas com mais especialização e que os colaboradores se engajam e se sentem mais como parte importante do negócio.

As clínicas geralmente atuam de forma paralela pensando nas eventualidades: "se um funcionário faltar, o outro sabe o que precisa ser feito". Mas pense: quando um colaborador faltasse ou tirasse férias, e apenas nesses dias, não seria problema algum que o outro acumulasse funções, temporariamente. É importante não ser guiado pela exceção.

Atuando em série, você também evita o risco de ter um péssimo funcionário que se esconde atrás dos números de um excelente colaborador. Dessa forma, você consegue claramente atribuir os resultados às pessoas e gera uma forma mais justa de reconhecimento meritocrático de seu time.

Se sua clínica atua com apenas um colaborador ou possui um volume menor de atendimentos que não justifique atuar com duas pessoas, mas você ainda não está satisfeito com o volume de serviços prestado e deseja melhorar, tenha sempre clareza sobre o seguinte ponto: estabeleça uma métrica prioritária que será a responsabilidade de seu colaborador. Mostre para ele onde deve estar o foco (vendas ou atendimento ao cliente). Evite cobrar eficiência nos dois processos de forma equivalente, afinal, só é possível existir uma coisa mais importante naquele momento, não duas.

Se vendas é o seu gargalo atual, bonifique o funcionário pelo número de novos pacientes atendidos naquele mês. Se qualidade é o seu gargalo, bonifique pela nota de qualidade dos serviços, como veremos no passo 10.

Passo 7 - Processo de pré-consulta ideal

No passo anterior, você teve como resultado final o agendamento de um determinado paciente na agenda de serviços da clínica.

O erro mais comum, nessa fase, é manter a passividade.

Esse problema é particularmente importante quando o tempo entre o agendamento e o evento é superior a três dias. Em todos os nossos testes, com dezenas de consultórios e clínicas, quando o período entre agendamento realizado e atendimento era superior a três dias, as taxas de presença caíam de forma drástica quando não existiam processos ativos.

Durante minha jornada, analisando os resultados de centenas de clínicas de clientes, tive a oportunidade de observar testes de diversas combinações de fluxos e procedimentos. Algumas dessas combinações funcionaram de uma forma mais eficiente do que outras.

Uma das coisas que tive a oportunidade de notar é que, em alguns casos, processos muito diferentes conseguiam resultados similares. Com o tempo, foi possível concluir que existem muitos fatores envolvidos na taxa de sucesso do processo de pré-consulta ideal. Eles vão desde a força de marca que a clínica possui até à simpatia e comunicação dos atendentes.

Veja bem: um processo de pré-consulta exatamente idêntico em duas clínicas diferentes pode fazer com que as taxas de presença sejam bem maiores naquela clínica que possui uma imagem mais forte do que em uma clínica com imagem menos trabalhada. É óbvio, concorda?

No entanto, existem algumas diretrizes, que vamos compartilhar com você agora.

Passos importantes no processo de pré-consulta

A primeira questão é: se o paciente entende que aquele agendamento é um compromisso, sua taxa de falta ou cancelamento é drasticamente reduzida. Estamos falando de, literalmente, estar na agenda do paciente.

Na correria do dia a dia, é comum nos comprometermos com compromissos de trabalho ou pessoais, todos os dias.

Se um paciente marca um procedimento em uma clínica e não coloca em sua agenda mental (gosto desse termo pois se trata mais de lembrar que tem um compromisso do que qualquer outra coisa), quando surgirem outros compromissos, eles poderão ser agendados em mesmo dia e horário por simples esquecimento.

Nesse caso, é cultural do brasileiro desmarcar o que não é prioritário para ele. Logo, a presença ou não naquele evento será o resultado de uma comparação entre a importância dos eventos na vida daquela pessoa.

Quando se trata de um paciente com problema grave, que precisa de uma avaliação e não pode perder o acompanhamento, provavelmente a consulta será uma prioridade. No entanto, a maior parte dos agendamentos de uma clínica não costuma ter essa característica. Dessa forma, há maior probabilidade de falta nessas situações.

Quando o paciente desliga o telefone e coloca na agenda o compromisso de comparecimento naquela clínica, a diferença que acontece é que, ao ser convidado ou ao assumir novo compromisso em mesmo horário, esse processo precisará ser consciente.

Ele terá a oportunidade de decidir em agendar ou não aquele evento no mesmo horário de sua consulta, afinal, não se esqueceu dela. E, para sua surpresa, a chance desse paciente não marcar eventos concorrentes aumenta em mais de dez vezes quando isso acontece.

Ou seja: você deve brigar por um espaço na agenda dos seus pacientes. Esse é o primeiro ponto importante. O segundo é sobre a frequência de lembretes.

É importante mandar lembretes

Quanto mais afastada uma consulta é agendada (quanto mais tempo decorre do agendamento ao evento), maior a necessidade de lembretes prévios, com mais antecedência. Quanto mais próximo é o tempo entre o agendamento e a consulta, menor é a necessidade.

No entanto, em todos os testes observados, percebemos que o contato com intenção de lembrete deve iniciar já com 6 meses de distância de um novo evento. Para ser mais específico, o ideal é que haja contato com:

- ✓ 6 meses de antecedência;
- ✓ 2 meses de antecedência;
- ✓ 30 dias de antecedência;
- ✓ entre 10 e 15 dias de antecedência;
- ✓ entre 1 e 3 dias de antecedência.

Você pode pensar que são muitos contatos. No entanto, testes sobre a efetividade de mais ou menos contatos foram feitos em diversos cenários. A conclusão chegada é que esse conjunto é o que oferece maior efetividade (maior taxa de retorno sem atingir o limiar de incômodo tolerável pelos pacientes).

E, ainda, com um benefício extra: os pacientes se sentem confortáveis e seguros ao saber que aquela clínica tem um processo adequado de lembrete. Logo, eles podem realmente se sentir tranquilos, pois não está na mão deles a responsabilidade pelo retorno. Essa é uma tranquilidade mental que todos nós gostamos de ter: podemos nos despreocupar. O lembrete com 6 meses de antecedência tem apenas essa função: mostrar para o paciente que ele está no radar.

Esse fluxo é uma boa orientação para todos os casos. Suponhamos que o agendamento foi feito com uma distância de quatro meses. Nesse caso, o passo de 6 meses não acontece. Simples assim.

A escolha da ferramenta ideal para lembrar o paciente

O terceiro ponto extremamente importante no processo de pré-consulta é o uso adequado das diferentes ferramentas. Veja bem: não faz o menor sentido abordar um cliente com 6 meses de antecedência, por telefone, para lembrá-lo de uma consulta, concorda? Também não faz o menor sentido enviar uma mensagem por SMS ou canais de mensageria. As pessoas não querem ser amigas de atendentes de clínicas ou consultórios.

A ferramenta ideal, nesse caso, é o e-mail.

Muita gente tem preconceito em relação ao uso de e-mail. Muitos acham que ele foi substituído em importância por plataformas de mensageria. Mas essa não é uma verdade. Ele possui características diferentes, apenas. Ainda, o e-mail é a ferramenta com maior penetração: mais de 90% dos brasileiros em idade ativa possuem e-mail e acessam a plataforma uma vez ao dia.

Ainda, atingir apenas uma parcela da sua base, dessa maneira, é melhor do que não atingir ninguém: se você tem um processo que garante que aqueles pacientes que possuem e-mail recebam um lembrete com 6 meses de antecedência, isso já reduzirá e muito as suas taxas de falta. Pode ser que, apenas assim, você alcance sua meta de controle de faltas. Caso não alcance, pode ser necessário criar um processo diferente e especializado para aquelas pessoas que não possuem e-mail. Mas, de uma forma geral, essa costuma ser uma saída bem eficaz.

Voltando ao ponto: quanto mais afastado da data de agendamento, mais o e-mail deve ser utilizado.

Quanto mais próximo da data de agendamento, principalmente com intervalos inferiores a 15 dias, ferramentas de mensageria passam a ter maior importância e relevância.

Em datas bem próximas, quando não houve confirmação por outros canais, o telefone pode ser necessário. No entanto, é importante lembrar que a média das pessoas não gosta de receber ligações longas e desnecessárias. Se um paciente sinaliza presença através de outros canais, é desnecessário entrar em contato por telefone.

Assim sendo, esses são os principais aprendizados para se criar um processo de pré-consulta eficiente: esteja na agenda do paciente, mantenha cadência e utilize as plataformas adequadas às etapas.

Por fim, monitore suas taxas. Uma taxa ideal de faltas é aquela menor que 5%. A forma de controlar números ruins é aumentando o contato humano. Portanto, se seus números estão muito distantes, além de implementar processos mais automatizados em diversas ferramentas, dê maior atenção às etapas de telefonia e mensageria.

Se uma taxa de faltas alta não é revertida dessa maneira, isso pode ser sintoma de algo ainda mais grave: um processo de venda ruim no atendimento telefônico, que não foi suficientemente eficiente para esclarecer as dúvidas e gerar valor.

Talvez ainda, pode ser um processo de venda extremamente desconfortável, que fez com que o paciente tenha se sentido em uma posição de ter que agendar a consulta para não se indispor por telefone com o atendente. Isso costuma acontecer quando as clínicas começam a implementar processos de venda mais estruturados e pesam um pouco a mão, nos primeiros momentos.

Nada que não tenha solução, mas vale a atenção. Como mencionei anteriormente, uma pesquisa pode resolver bem esse problema e facilitar o entendimento dos motivos das faltas.

Passo 8 - ocupação da agenda do paciente

Apesar de termos falado no passo anterior sobre a importância de se estar na agenda mental de seus pacientes, resolvemos separar esse item como um processo separado de seu consultório, pois ele tem um altíssimo impacto sobre seus resultados.

Nesse processo, além de mantermos presença na agenda mental, queremos manter presença na agenda física.

Hoje, são mais de 160 milhões de *Smartphones* com acesso ao 3G no país e esse número aumenta de forma agressiva, anualmente. As pessoas usam plataformas de agenda pessoal com cada vez mais força.

Portanto, ao manter o hábito de compartilhar os convites de calendário com seus pacientes, você perceberá um aumento da força de imagem da clínica bem como um aumento das taxas de comparecimento e redução da desmarcação.

De forma ideal, deveríamos sempre trabalhar com "agenda aberta" mesmo no longo prazo. As clínicas que trabalham com agenda fechada e entram em contato perto da data de agendamento para só então escolher o horário possuem resultados piores de remarcações do que aquelas que colocam os pacientes na agenda com a antecedência que for, seja ela um ano ou mais.

O objetivo maior não é se comprometer com um horário e uma data específica. O objetivo é que o paciente se comprometa com o retorno. Se seu processo de pré-consulta é eficiente, como dissemos anteriormente, o paciente irá se manifestar caso a data escolhida com grande antecedência não seja uma data adequada naquela ocasião.

Muitas clínicas não abrem as agendas pelo baixo volume que possuem, o que talvez comprometeria a organização de turnos de atendimento. No entanto, esse comportamento gera um ciclo vicioso: quanto menor o volume de atendimentos e quanto maior o uso de estratégias que favorecem a quebra, menor a velocidade de crescimento você terá.

Minha recomendação, se esse é seu caso, é fixar ao menos um turno na semana que seja aberto mesmo no longo prazo. Dessa forma, você pode garantir que, daqui um ano, naquele dia da semana, você estará disponível. Assim, seus atendentes terão a opção de começar a preencher sua agenda com meses de antecedência e você terá a oportunidade de ser uma presença no calendário de seus pacientes.

Para resolver a parte técnica é muito simples. Ferramentas como o *Google Agenda* podem ser usadas nesse sentido, inclusive integradas com as agendas de seus softwares de prontuário eletrônico ou de forma manual.

Passo 9 - atendimento centrado no paciente

Muitos profissionais possuem a falsa ideia de que tudo o que os pacientes esperam se resume a uma boa condução técnica de seus quadros e condições de saúde.

Essa é uma das grandes falácias que impede que excelentes profissionais consigam melhores resultados. Todos conhecemos colegas que são fantásticos tecnicamente, mas que não geram um engajamento adequado em uma consulta e acabam sendo percebidos com menor valor pelos pacientes.

Pacientes querem sim um bom tratamento técnico. Mas essa é uma questão básica: isso é pressuposto. As pessoas esperam isso de todos os profissionais. Portanto, a expectativa maior recai sobre os aspectos não técnicos: o tato, o olho no olho, o gosto de ser bem atendido.

A experiência do paciente começa a ser influenciada no momento que ele chega até a clínica. Desse momento em diante, tudo o que seus atendentes fazem e tudo o que você faz está sendo avaliado, consciente ou inconscientemente.

O modo como o paciente é recebido, o modo como os dados são coletados, o modo como ele é orientado a esperar, o modo como ele é chamado, o modo como é atendido, o modo como é orientado... tudo isso deve receber a devida atenção.

Quando se trata de uma clínica com movimento mais reduzido, pela própria característica do atendimento ou perfil de paciente, fica mais fácil organizar os processos e manter determinado padrão. As variáveis são poucas.

Em clínicas com maior movimento, as situações costumam ter uma combinação de possibilidades maiores. Com três ou quatro pacientes em uma sala de espera, a complexidade de se mapear os processos para todas as situações já alcança um limite quase incontrolável de manutenção de padronização.

Portanto, isso leva a um outro ponto: a padronização da experiência do paciente consegue ser atingida de uma maneira mais simples sempre que existem menos variáveis envolvidas. Logo, você deve fazer tudo o que for possível para manter o menor número de pacientes ociosos no interior da clínica. Seria uma lógica como a do "*Just in time*", mas para clínicas de saúde.

Dessa forma, a experiência fica mais uniforme e varia menos ao longo do tempo. Para isso, é fundamental que prazos sejam cumpridos. Profissionais que atrasam seus atendimentos raramente vão conseguir tamanho controle sobre a experiência dos pacientes. Inclusive, há uma relação direta entre tempo de atraso dos atendimentos e aumento da variância em pesquisas de satisfação.

Pense em alguma vez que você foi a uma clínica e, na sala de espera, teve tempo suficiente para se irritar com o comportamento inconveniente de outro paciente. A situação é tão corriqueira que é possível que você realmente já tenha passado por isso. Nesse caso, a espera conjunta pode levar a experiências pouco controláveis.

A eficiência, no atendimento, deve ser extrema. O ideal é que pacientes não fiquem sequer um minuto aguardando atendimento. Esse seria o cenário ideal.

Isso impacta em duas situações: primeira, o tempo de consulta deve ser um pouco superestimado e nunca o contrário; segunda situação, a consulta deve acabar quando estoura o tempo. Não se assuste, vamos explorar isso de uma forma mais calma.

Superestime o tempo de atendimento

Um dos erros mais absurdos para a experiência do cliente é reduzir o tempo médio de consulta por paciente, contando com as faltas. O profissional pensa: "como pacientes faltam, vou sempre agendar mais do que o número adequado".

Ao fazer isso, esse profissional sempre gera variações no tempo de atendimento ou de espera dos pacientes que se consultam na clínica. E essa variação de experiência, como conversamos, é a raiz para o problema da falta de indicação e dificuldade de crescimento.

O caminho que preconizamos é o inverso: mantenha o padrão do atendimento, mesmo que para que isso aconteça você precise cobrar valores maiores para compensar.

As pessoas não se incomodam em pagar mais caro para uma consulta, se você se comprometer com isso, a ponto de oferecer uma garantia de tempo máximo de espera, por exemplo. Como dissemos anteriormente, seu serviço precisa de diferenciação. Você não deve fazer como a média, afinal, a média não é excelente.

Se o tempo acabar, a consulta deve acabar

Agora, sobre o ponto mais polêmico. Se você determina que o tempo de serviço oferecido para um cliente é de X minutos, esse número nunca deve ser ultrapassado. Quando isso acontece, a liberdade de um cliente impacta na do outro. Para que um paciente fique mais tempo, o outro terá um atraso. Exceto em situações de urgência, que todos compreenderão (um paciente que tem um infarto no consultório, por exemplo), essa não pode ser uma verdade.

Existem várias maneiras de se contornar essa questão e em todas elas você vai precisar de treinamento e tempo para se adaptar. Para isso, é preciso ter um processo claro para tal.

Veja um bom exemplo de um desses processos.

Suponha que um paciente de primeira consulta chegue no consultório, despeje uma pilha de exames na sua mesa e comece contando sua história: "Doutor, meu problema começou quando eu tinha 2 anos de idade...".

Consegue se lembrar de algum caso semelhante? No mesmo instante você passa o olho no relógio. Conforme o paciente fala, você começa a se preocupar tanto com a história (que é realmente complexa) quanto com o tempo. O desfecho nunca é bom e esse é um típico acontecimento de um dia estressante de trabalho.

Veja como essa situação poderia ser diferente: o paciente chega, despeja os exames e começa a contar a história.

Você discretamente o interrompe e explica o processo de atendimento da clínica:

- "Senhor Fulano, desculpe interrompê-lo. Mas acho importante explicar para o senhor como fazemos as coisas aqui. Como não conheço o senhor e você possui vários exames que percebo serem muito importantes para a minha avaliação, vamos separar o tempo da conversa de hoje, que é de X minutos, para nos conhecermos melhor e para que o senhor me conte o que julgar importante. No entanto, vou ficar com os exames para avaliá-los em casa e vamos marcar quantos retornos forem suficientes para que eu compreenda bem o que o trouxe por aqui, combinado? Dessa forma, nossa conversa vai se estender até a hora Y e vou te interromper um pouco antes. Assim, eu vou continuar com minha pontualidade britânica de atendimento aos meus demais pacientes e o senhor terá todo o tempo que julgarmos necessário para que sua situação seja bem compreendida. Podemos fazer dessa forma?".

Raramente você vai receber um "não" como resposta.

Esses casos, você há de convir comigo, costumam ser a exceção. Assim sendo, não é necessário criar regras demais e complexidade demais de cobrança. Sugiro sempre colocar esse valor de horas adicionais diluído no preço de todas as consultas, para que isso já esteja previsto na sua conta. Assim, você não se irrita e seu paciente não precisa de pressa para contar o que ele julga importante.

Se você começa a perceber que essas situações estão cada vez mais frequentes, pode ser que seu tempo médio de atendimento esteja muito baixo.

Se você notar que há uma grande variação no tempo de consulta em seu consultório, dependendo do tipo de paciente ou atendimento, pode começar a aplicar um questionário que tente mensurar o tempo necessário de consulta, durante o agendamento.

Em casos ainda mais complexos, quando nada disso resolve, você pode ainda perguntar ao paciente qual o tempo de consulta ele gostaria de ter, e fazer uma cobrança diferenciada por horário. Cada caso é um caso e a sua criatividade vai resolver esse problema de forma bem melhor do que qualquer sugestão genérica de um livro que você esteja lendo.

No entanto, se prenda à essência: é necessário padronizar a experiência do paciente.

Além de todos esses pontos que envolvem o momento imediato de pré-consulta, é importante falarmos também do atendimento em consultório.

Neste item, cada um tem a sua forma de fazer as coisas. E não há nada de errado com a forma de cada um. No entanto, se você entendeu bem a lógica do jogo até aqui, você deve entender que essa forma se trata, também, de um processo.

E agora é hora de tomar uma decisão difícil.

O atendimento em consultório

Você está disposto a mudar a forma como você faz as coisas no seu consultório se isso for melhor para o paciente?

Sua resposta para essa pergunta vai dar dois tipos de caminho: no primeiro, você vai criar o consultório da exata forma como você sempre sonhou. No segundo, você vai criar o consultório da exata forma como os seus clientes valorizam.

No primeiro, é provável que você não será unânime entre os pacientes que se consultam com você e isso vai te trazer sempre uma certa dificuldade de crescimento. Afinal, alguns pacientes podem valorizar coisas diferentes daquelas que você valoriza. E nisso não há problema algum. No entanto, vai te fazer gastar um pouco mais de tempo para criar uma base de pacientes que tem aquele exato perfil que se encaixa com o seu.

No segundo, seu consultório fica ágil e atento para as mudanças que o mercado pede. Nesse caso, quando você identifica que existe um comportamento que está relacionado à perda de seguimento de determinada parcela de pacientes, e você muda esse comportamento para um mais efetivo, você para de perder aquele grupo. Dessa forma, você ganha velocidade e o que eu gosto de chamar de "vida". Seu consultório responde rápido às mudanças e fica antenado ao mundo, reduzindo seus riscos estratégicos de mercado.

Quando você entende que seu processo de atendimento não é algo fixo, mas que também deve acontecer de acordo com a expectativa dos seus clientes (obviamente sem perder o foco no bom desempenho técnico), ele passa a ser alvo de melhoria contínua, como todos os demais processos de sua clínica.

Para isso, é importante ter em mente que, se você quer criar uma clínica de alto desempenho, o seu atendimento também deve ser considerado como parte do serviço. Portanto, você deve receber uma nota e ser avaliado também. Além disso, deve buscar a melhoria contínua, mesmo que isso signifique mudar a forma como você faz as coisas no dia a dia.

Aqui, convém começar da forma como venho te orientando ao longo de todo esse livro. O primeiro passo é documentar. Coloque no papel os passos que você sempre faz quando vai atender um paciente. Depois, tente seguir o padrão escrito em todas as consultas. É possível que grande parte das vezes você vai repetir o exato mesmo método. No entanto, vai passar a ser uma diversão mental para você quando você perceber que fugiu do padrão. Você vai lembrar de mim naquele exato momento que perceber como aquela pequena mudança mudou todo o fluxo de conversa que você costuma ter com seus pacientes.

É possível que você se sinta até um pouco desconfortável com esse paciente. Antes, você não saberia o porquê. A partir de hoje, você vai começar a entender que provavelmente foi porque você foi forçado a uma mudança de processo, por um caminho que você não tinha documentado anteriormente (mecânica ou mentalmente).

Uma vez que o processo tiver sido documentado, utilize seu próprio senso crítico e pense como um paciente. O que você poderia fazer de diferente, com o único objetivo de deixar seus pacientes mais confortáveis e satisfeitos? Quem sabe, por exemplo, adicionar um passo no atendimento que seria o de separar um tempo para tomar um café com seus pacientes? Esse é só um exemplo simples que fez com que uma das clínicas que monitoramos conseguisse multiplicar o número de indicações em 6 vezes.

Estou dizendo que vai acontecer o mesmo com você? Claro que não. No entanto, cabe iniciar testes em seu processo de atendimento que te levem ao aperfeiçoamento.

Quando você esgotar suas possibilidades de melhoria, comece a perguntar para amigos e familiares. Diga que você está tentando melhorar o seu atendimento sob a ótica do paciente. E explique como você faz atualmente, passo a passo. Depois, pergunte para as pessoas o que elas fariam de diferente, com o objetivo de melhorar ainda mais a experiência dos pacientes.

Com essas opções em mãos, teste na prática e avalie seus KPIs de atendimento. Um deles é o NPS, que vou te mostrar no passo 10.

Passo 10 - processo de melhoria contínua

No passo anterior, você entendeu a lógica de fazer testes em processos para avaliar o impacto dessas mudanças na qualidade de seus serviços.

Uma das coisas mais importantes que se segue é a de realizar pesquisas de *feedback* de forma constante para monitorar o efeito desses processos como um todo.

Várias perguntas podem ser feitas, para avaliar cada ponto que você deseja. No entanto, as pesquisas devem ser curtas e feitas por tempo o suficiente para gerar volume estatístico. O maior erro nessas pesquisas é criar viés de resposta, seja com a própria pergunta ou com o formato de pesquisa.

Pesquisas realizadas *in-loco* são péssimas nesse sentido. Elas sempre são enviesadas para o lado positivo. O paciente se sente, na maior parte das vezes, desconfortável em fazer uma má avaliação, principalmente se o ponto de crítica for algo que impacte diretamente na vida da pessoa que aplica a pesquisa.

Pesquisas que fazem perguntas abertas são difíceis de serem avaliadas de forma concreta e de mensurar melhora ou piora de desempenho.

Pesquisas que perguntam quanto a pessoa gostou ou não gostou de alguma questão também costumam gerar viés para o lado positivo. De uma forma geral, as pessoas não querem desagradar as outras.

Pesquisas anunciadas costumam ter viés positivo. Nunca avise seus pacientes que você vai enviar uma pesquisa. Se você fizer isso, ou se seus atendentes fizerem, a nota será mais alta.

Uma pesquisa com um viés diferente

No entanto, existe uma ferramenta simples que foi criada justamente para resolver esses problemas: reduzir o viés, aumentar a veracidade da resposta e criar uma variância de alta sensibilidade nas respostas. Esse método é o NPS, ou *Net Promoted Score*. Na tradução literal, é um índice de divulgação na rede do seu consultório.

A pergunta que é feita no NPS é sutilmente diferente das demais pesquisas. Nela, o pesquisador questiona: "De zero a dez, qual a probabilidade de você indicar os serviços da clínica X para um amigo ou familiar?". Depois, é complementada por uma parte qualitativa: "Por que você deu a nota acima?".

Note que, ao envolver outras pessoas na pergunta, a resposta fica automaticamente mais comprometedora. As pessoas não querem compartilhar com amigos ou familiares serviços ruins. Como essa pessoa pode pensar que o próximo passo da pesquisa seria insistir para que ela indicasse, caso ela dê uma nota alta, ela prefere dar uma nota real, na maior parte das vezes.

Esse é um método amplamente usado no meio empresarial e existem testes e mais testes sobre a eficácia do NPS, de forma comparativa com outros métodos de análise.

No NPS, consideramos as respostas 9 e 10 como respostas associadas a um comportamento promotor. Ao longo dos anos, as pessoas perceberam que são justamente os clientes que deram essas notas aqueles que realmente impactam no fluxo de boca a boca de um negócio.

As notas 7 e 8 são notas consideradas neutras. Essas pessoas não costumam falar espontaneamente sobre os serviços avaliados.

Notas de 0 a 6 refletem um comportamento detrator. Essas notas estão mais associadas ao comportamento ligado às reclamações sobre um serviço.

De uma forma geral, clientes promotores são aqueles que amam os seus serviços e te divulgam, sempre que conseguem uma oportunidade. Clientes neutros são aqueles que vão sempre ponderar uma ou outra questão sobre seu atendimento, mas também não vão incentivar que pacientes desistam de agendar com você. Detratores são aqueles que vão fazer de tudo para que outras pessoas não cheguem até o seu consultório.

O NPS é medido da seguinte forma: pega-se o percentual de notas promotoras de uma amostra e, desse número, subtrai-se o percentual de notas detratoras.

Veja o exemplo: suponhamos que nos últimos 100 atendimentos, seu consultório recebeu:

- ✓ 50 notas 9 ou 10;
- ✓ 40 notas 8 ou 9;
- ✓ e 10 notas de 0 a 6.

O percentual de promotores é de 50 em 100, ou seja, 50%.

O percentual de detratores é de 10 em 100, ou seja, 10%.

O NPS, nesse caso, é de 40 (contamos o número absoluto). Logo, o NPS varia de -100 (situação em que 100% dos pacientes deram notas menores ou iguais a 6) até +100 (situação em que 100% dos pacientes deram notas maiores ou iguais a 9).

O NPS pode ser dividido em faixas: quando negativo, é uma faixa de necessidade de melhoria. Indica processos fracos e experiência ruim do paciente. Quando entre 0 e 50, está em uma faixa de observação, não tão ruim, mas não em excelência. É onde se encontra a maior parte das clínicas. Quando maior que 50, está em faixa de excelência.

A melhor forma de se coletar uma pesquisa de NPS é através de um e-mail disparado assim que o paciente sai da clínica. A memória ainda está fresca e o peso da presença física acabou. Sendo assim, é possível que a resposta seja mais verdadeira.

A função da parte quantitativa é servir de norte para saber se suas mudanças estão gerando impacto positivo ou não na experiência de seus pacientes. O grande segredo é sempre avaliar o mesmo período de tempo e um número similar de respostas.

Como a sensibilidade do NPS é alta, pequenas mudanças de padrão nas respostas podem refletir em grandes oscilações de números. No entanto, a especificidade pode ser baixa: nem sempre essa variação é um problema real.

Portanto, a grande função do NPS é ser o termômetro de todos os seus processos que impactam na experiência do paciente. Quando ele variar abruptamente, é momento de aprofundar para entender se o que está sendo dito nos motivos que justificaram as notas de fato faz sentido.

Respostas fora do padrão sempre existirão. Não dê grande importância para o que não é regra. Alerte seus funcionários sobre as reclamações pontuais, mas não faça grande caso em cima disso. Por outro lado, também não dê ouvidos para justificativas de seus funcionários que querem explicar o inexplicável (por exemplo, uma nota consistentemente em queda ao longo de várias semanas).

O grande segredo é entender o NPS como uma linha, não como um ponto no tempo e espaço. É tão importante ter um NPS que cresce de forma consistente quanto um NPS alto. Esse é o processo de melhoria contínua: implementar mudanças de processos em resposta à um NPS que não aumenta ou que ainda não atingiu a perfeição.

Melhorar um NPS costuma ser uma tarefa muito simples quando está negativo. Os erros costumam ser grosseiros. Fazer ele superar os 30 pontos já exige certo esforço. Fazer ele passar dos 50 e atingir a faixa de excelência é algo ativo e nunca ao acaso. Fazer um NPS superar os 90 é algo que vai exigir uma mudança de mentalidade de todos os seus funcionários, para que vocês sejam realmente uma empresa centrada no paciente.

Conheci poucas clínicas com NPS maior que 90. Essas são aquelas que vão sobreviver em qualquer tipo de mercado, por maior que seja a concorrência, e vão prosperar financeiramente enquanto se mantiverem lá.

O NPS é uma boa forma de se monitorar a qualidade dos processos relacionados ao atendimento. No entanto, ele serve também para controle de marca e isso eu vou te explicar no próximo capítulo.

Passo 11 - NPS: ouvido nos promotores e detratores

Um paciente que responde ao NPS, como você viu, pode ser promotor, neutro ou detrator de seus serviços.

Nesse ponto, temos o conceito de ouro desse livro.

Um paciente promotor está louco para promover o seu negócio. É muito bom recomendar algo espetacular para nossos amigos e familiares. Nós nos sentimos bem quando indicamos algo sensacional para pessoas que gostamos.

Um paciente detrator baixo (notas próximas a zero) geralmente está louco para falar mal dos seus serviços. Ele está ansioso para compartilhar nas redes sociais e com todo o mundo a insatisfação que ele teve com você. Ainda mais com a suposta blindagem proporcionada pela internet.

Então, quando recebemos uma avaliação alta e baixa, devemos ter processos específicos, tanto para potencializar os resultados de uma nota alta quanto para minimizar os estragos de uma nota baixa.

Mas antes, entenda: todos os serviços, mesmo aqueles excelentes, eventualmente terão avaliações ruins. Ninguém é perfeito e todos somos humanos. Erros acontecem. E passar por isso sempre te faz uma pessoa melhor.

Vou te dar um exemplo prático

Quando criei o iMedicina, a empresa era pequena e nós éramos extremamente eficientes. Os próprios fundadores eram responsáveis por quase todas as etapas do processo de entrega de serviços e produtos. Tínhamos controle e empenhávamos esforços em todos os pontos do negócio.

Nossa nota era consistentemente alta.

Em determinado ponto, começamos a expandir. Com a expansão, precisamos trazer mais funcionários e criar nossos processos. Os olhos continuaram atentos, mas nem sempre era possível estar em todos os lugares ao mesmo tempo. Meu esforço começou a passar para etapas de treinamento dos colaboradores e melhoria dos processos.

Eventualmente, um funcionário não empenhava o mesmo amor ao cuidado de um cliente que um fundador naturalmente empregaria. Eis a nossa primeira avaliação negativa.

Aquilo afeta o íntimo. Na primeira vez, é inevitável levar para o lado pessoal. Você se mune de justificativas, mas decide não discutir, no fim das contas. Você então olha para o fato. Melhora o processo, recicla o treinamento dos funcionários. As notas voltam ao normal.

A empresa cresce mais. As contratações começam a acontecer em maior escala. Automaticamente aumentam os pontos de contato com clientes. A cultura da empresa (algo que é tão importante que separei um momento para discutir sobre, mais para frente) começa a se consolidar e as pessoas começam a compartilhar valores. Um dos que sempre prezamos por aqui é o de ser guiado pelos clientes.

No entanto, um colaborador pode não ter um desempenho tão bom assim. Eis uma segunda nota ruim e outra avaliação negativa.

Com o tempo, você percebe que as avaliações negativas são aquelas que mais te ajudam a melhorar. Geralmente, elas são gritos de socorro de seus melhores clientes. Ou, pelo menos, daqueles que se importam com você, a ponto de oferecer um *feedback*.

Quando olho retrospectivamente, percebo que em toda fase de crescimento tivemos uma oscilação nas curvas de NPS. Isso é natural de uma empresa que cresce e começa a delegar responsabilidades a mais pessoas. No entanto, nossa cultura sempre expulsou os maus exemplos e estamos retendo cada vez mais os excelentes profissionais. Isso faz com que nosso NPS sempre melhore, mês a mês, por mais que eventualmente tenhamos algum ponto de atenção levantado por determinado cliente.

Por que estou te contando esse caso?

Para te mostrar que o melhor caminho para o seu negócio não é sair correndo nas redes sociais e começar a responder qualquer tipo de comentário difamador sobre o seu consultório.

Esse é um comportamento que vai apenas te fazer aumentar a sensação amarga. O ideal, frente a uma avaliação negativa, é olhar internamente e pensar o que deve ser feito para que situações como aquela nunca mais se repitam.

Se um acontecimento foi suficientemente importante para que um paciente tenha feito um comentário negativo, ele deve ser suficientemente grande para motivar uma alteração de processo para cercar a repetição daquele evento. É assim que você garante que suas avaliações melhorarão, no longo prazo. Responder, com parcimônia, é fundamental.

É preciso saber lidar com as avaliações negativas

Agora, pensemos de uma forma bem maior. Pense em alguma empresa gigantesca, a *Apple*, por exemplo.

Concorda que mesmo ela não é unânime? Se pararmos para procurar, perceberemos que até a *Apple* possui clientes que são detratores e que tiveram experiências péssimas de consumo. Certamente a *Apple* se interessa por qualquer avaliação, mas ela não muda a estratégia por causa de qualquer opinião. Inclusive, quando você opta por seguir seus ideais e seus princípios, é possível que você não agrade a todos.

Por aqui, por exemplo, sempre nos negamos a atender clientes que nos solicitam a realização de ações antiéticas e oportunistas em suas estratégias e ações de marketing. Entendemos que não somos robôs. Somos uma empresa com um propósito que, felizmente, não precisa agradar a todos. E é assim que temos criado uma base de clientes sérios e que querem fazer as coisas da forma certa.

Portanto, entenda que receber avaliações negativas faz parte do jogo. Difamatórias, jamais.

Isso posto, voltemos para os processos

Quando um paciente te dá uma nota 0 e diz que "recebeu o pior tratamento da vida dele", é muito importante que você não negligencie essa resposta. É importante entrar em contato de forma neutra para entender a versão do paciente.

Sempre recomendo um pedido de desculpas, ressarcimento sempre que o paciente de fato tiver sido lesado e um comprometimento real com a mudança dos processos. Esse tipo de ação costuma acabar com o mal pela raiz. A mensagem fundamental é: não permaneça paralisado frente a um paciente que está a um passo de compartilhar essa mensagem com mais pessoas, sobre sua marca.

Quando um paciente te dá uma nota 10 e diz "esse foi o melhor atendimento da minha vida", por outro lado, é hora de fazer com que esse paciente exponha essa informação para mais pessoas. Essa é a essência da internet e das redes sociais: no digital, as informações são perenes.

Uma avaliação positiva, de um paciente real, vai aumentar a sua autoridade e vai facilitar o processo de decisão de novos pacientes, que ainda não te conhecem, a se consultarem com você. É possível que vários daqueles pacientes que parariam na etapa de arguição, agora, se sintam mais confortáveis para se consultar com você.

Logo, é importante sempre tentar eternizar esse tipo de comentário, solicitando aos pacientes que expressem essa opinião de forma pública.

Costuma funcionar de forma excelente o seguinte método: envie um e-mail no dia seguinte, agradecendo a visita e a nota da avaliação. Envie um link para um perfil público, como de uma rede social, e peça a gentileza para o paciente tirar alguns minutos e deixar uma avaliação, que poderá te ajudar muito.

Pense: um promotor está louco para compartilhar algo que gostou com seus amigos e familiares. Muita gente acha que isso é muito invasivo. No entanto, não é. As pessoas são extremamente receptivas a esse tipo de pedido. Experimente e se surpreenda com os resultados.

Passo 12 - pós-consulta imediato

O paciente acaba de sair da clínica. Nesse momento, ele recebeu o tratamento que esperava (ou não) e avaliou seus serviços.

Para você, a jornada daquele paciente acabou ali. Ele deve retornar anualmente para controle.

No entanto, para o paciente, o processamento de todas as informações que ele recebeu em consulta ainda está acontecendo, em pleno vapor.

Pesquisas do *Google* nos mostraram que mais de 50% dos pacientes que realizam uma primeira consulta com um profissional de saúde que não conheciam antes, recorrem à internet nos dias seguintes em busca de informações que possam invalidar qualquer informação prestada por aquele profissional e que possa justificar a decisão de agendar uma outra consulta, com um profissional diferente, para escutar uma segunda opinião.

Esse dado é altamente relevante pelo seguinte motivo: se o paciente procurar, ele vai encontrar. Se ele procurar o que ele quiser, ele vai encontrar na internet.

E isso é um problema. Sua autoridade será questionada em qualquer inconsistência de sua fala, em seu raciocínio ou em cada pergunta não respondida da forma esperada pelo paciente.

Se o paciente te faz uma pergunta e você não dá a devida importância, por mais simples que ela seja, grandes são as chances dele percorrer o que costumo chamar de "jornada do mal". Veja o exemplo:

> - "Mas Doutor, eu escutei falar que o tratamento natural do diabetes é a melhor opção. O que você acha disso?
> - Isso é bobagem. O tratamento do diabetes é feito com mudança de estilo de vida, mas com auxílio também de medicamentos, pelo nível que sua glicemia atingiu.
> - Tudo bem".

Esse último "tudo bem" é como aquele de adolescentes (nada contra). É aquele que serve apenas para não continuar o assunto e gerar um desconforto.

No entanto, esse paciente vai chegar em casa e digitar no *Google*: "tratamento natural do diabetes". E o que ele vai encontrar são milhares de páginas que vão dar a falsa sensação de que o tratamento natural do diabetes é a melhor opção.

Até que ele vai seguir em sua nova jornada do mal, assimilando conteúdos do mal, arguindo conteúdos do mal, e agendando consultas com profissionais do mal. Pronto. Essa é a jornada que faz com que um paciente acabe no consultório de um charlatão.

Nesse ponto, devemos ter a consciência de que não existe dúvida desqualificada. Toda pergunta deve ser respondida com clareza. E o ideal é tentar fazer o serviço oposto: inserir na cabeça do paciente o risco de seguir o caminho do mal. Quer um exemplo?

- "Mas Doutor, eu escutei falar que o tratamento natural do diabetes é a melhor opção. O que você acha disso?

- Veja bem... vamos entrar aqui na internet juntos. Vou digitar aqui 'tratamento natural do diabetes'. Olha só. Esses resultados são de profissionais não qualificados. Vamos ver os primeiros resultados. O primeiro diz que chá cura diabetes. Esse não é o entendimento da Sociedade Brasileira de Endocrinologia. O segundo resultado diz que exercícios físicos são suficientes, ou que comer ovo é a solução. No entanto, eles não levam em consideração X, Y e Z. Se você quiser uma fonte confiável de informação, te recomendo esse site aqui. Veja: as informações são corretas e nelas você pode confiar. Qual tratamento específico você escutou falar que é melhor do que medicamento?

- Não... eram esses mesmos... chá, por exemplo.

- Você consegue perceber como essas informações não são confiáveis? É por isso que estou aqui. Vou te mandar um e-mail amanhã, com vários links que vou separar para você, para que você veja os riscos que corre com esses tratamentos e para você ter certeza de que isso que eu estou te propondo é o que é recomendado por todas as sociedades de endocrinologia do mundo".

E sim: no dia seguinte, você manda um e-mail com todas as informações que você prometeu, tiradas de fontes confiáveis.

Percebe como esse paciente terá uma crítica diferente ao tentar se seduzir pelo caminho da jornada do mal? Não quero dizer que ele não vai andar por esse caminho. Mas as chances reduzem muito. Para ser preciso, reduzem em 90%, segundo nossas pesquisas práticas com dezenas de clínicas.

Se um paciente teve coragem de perguntar isso durante uma consulta, significa que ele dá real importância para esse questionamento e não se trata de uma simples bobagem.

Se sua clínica não possui processos para garantir que esse paciente tenha um bom entendimento, é provável que você perca grande parte daqueles mais de 50% dos pacientes que vão buscar informações contraditórias na internet.

Desse fluxo todo, tiramos uma lição: manter o contato e a excelente experiência para seu paciente, também no pós-consulta imediato, é a melhor saída para reter esses pacientes no longo prazo.

Veja que dado curioso: um simples e-mail disparado no dia seguinte de uma consulta, como esse que eu citei, tem a capacidade de influenciar as taxas de retorno até de 12 meses após a consulta inicial.

Fluxo ideal de pós-consulta imediato

Seria bem importante que seus pacientes recebessem algum tipo de material de apoio por e-mail, sempre que algum diagnóstico ou recomendação que não estava presente anteriormente for adicionada ao quadro clínico.

A função desses materiais é levar informação e fontes confiáveis de conteúdo. Mas também é de quebrar o ciclo da jornada do mal. É importante que esses materiais contenham as principais falácias e mitos sobre aqueles diagnósticos e situações, para que o paciente tenha maior senso crítico quando se deparar com esse tipo de informação.

Uma semana depois, quando o paciente já está se esquecendo da consulta e da experiência, mas já consolidou o pensamento sobre os assuntos tratados, costuma ser o melhor momento para uma segunda abordagem por e-mail. Nesse caso, tudo o que você precisa fazer é se mostrar disponível. Um e-mail com algo como

> "E aí, Fulano, tudo bem? Estou passando para saber se você teve dúvidas depois de processar todas aquelas informações que te passei na semana passada. É muito importante para mim que você não tenha dúvidas. Se eu puder ser útil, é só avisar! Estou à disposição!".

Pronto. Com esse simples gesto, você fez o que nunca ninguém fez por esse paciente. Você acabou de diferenciar o seu serviço com uma simples mensagem. Você vai perceber que as pessoas possuem um bom senso social e acabam não abusando da sua boa vontade. Mas elas te percebem.

Com um processo como esse, implementado na sua clínica, você garante que o seu serviço não acaba quando a consulta termina. O paciente perceberá o cuidado e o valor que isso tem. E isso agrega em reforço de sua marca. O paciente ainda tem um bom assunto para conversar em uma roda de amigos, quando o assunto "saúde" eventualmente for abordado:

> - "Essa semana fui em um médico muito bom. Acredita que ele teve o trabalho de me mandar informações personalizadas sobre meu problema no dia seguinte da consulta? Recomendo demais a clínica X."

Passo 13 - fluxos de pós-consulta para retornos e lembretes

O paciente passou pela primeira barreira da fidelização: o pós-consulta imediato. Ele recebeu uma experiência diferenciada. No entanto, nada disso importa se ele não retorna e se mantém fiel aos seus serviços, no médio e longo prazo.

O maior erro, neste ponto, é acreditar que os pacientes simplesmente retornarão, de forma espontânea, porque os serviços da sua clínica são excepcionais. Essa não é uma verdade.

Em média, 4% das bases ativas de pacientes de clínicas são perdidas mensalmente. Anualmente, esse número atinge cerca de 50%. Ou seja: em um ano, metade das pessoas não retornam para reavaliação, com o processo habitual de entrar em contato apenas na data de agendamento.

Significa dizer que as clínicas médias perdem o equivalente a uma base inteira de pacientes a cada dois anos. Isso é absurdo. E o pior: a maior parte das clínicas nem percebe essa perda. Infelizmente, caro leitor, é possível que essa seja uma realidade também na sua clínica ou consultório.

A maior parte dos profissionais, quando questionada sobre a fidelização, responde: "Eu não tenho esse problema. Meu consultório não cresce porque eu não atraio pacientes na velocidade que eu gostaria. Os pacientes que se consultam comigo amam os meus serviços e sempre retornam".

Essa percepção é sempre enviesada e a razão para isso é simples: você sempre se lembra daquele último paciente que retornou, depois de um ano da primeira consulta, concorda? No entanto, como lembrar de todos aqueles pacientes que simplesmente não retornaram? Nossa memória é viciada pela lembrança recente. Por isso, sempre que você questionar qualquer profissional de saúde sobre esse tema, você vai escutar a mesma resposta: "esse não é um problema para mim".

Experimente perguntar para seus amigos próximos se retenção de pacientes é um problema para eles. Depois, pense matematicamente: se as taxas de retenção de serviços de saúde fossem tão altas assim, seria muito pouco comum atender pacientes que avisam que já passaram por outros profissionais, concorda? No entanto, essa é uma realidade em nossa rotina. Isso porque a maior parte das clínicas perde pacientes de forma oculta.

Imagine uma situação muito simples: suponha que um consultório possui uma capacidade de atendimento de 100 pacientes por mês e a periodicidade de retorno máximo ideal é de 12 meses. Esse consultório atende uma média de 10 novos pacientes por mês e possui, atualmente, uma lotação de 50% da agenda.

Pense bem, isso significa dizer que esse consultório tem uma capacidade de atendimento de 1200 pacientes por ano e possui 600 pacientes em sua base ativa atual. Em 60 meses, com 10 novos pacientes, o consultório estaria lotado. No entanto, essa não é uma verdade. Percebemos que a maior parte dos consultórios se mantém estagnados em volume de agendamentos, por anos seguidos, acreditando que possuem apenas uma dificuldade de atração de novos pacientes.

Se essa fosse uma verdade, os serviços de ponta, que já são "cheios" e são conhecidos por excelência em atendimento, não precisariam divulgar seus serviços. Essa não é a realidade nem de grandes redes, conhecidas pela qualidade. Portanto, essa é uma verdade para todos os profissionais de saúde e é bom entendê-la de uma vez por todas.

O problema mais comum, nesses casos de estagnação de crescimento, costuma ser o excesso de perda. A perda costuma ser invisível e não incomoda tanto quanto o não agendamento de novos pacientes em determinado mês.

Pense no exemplo acima. Se esse consultório possui 50% de lotação, significa dizer que 50 pacientes são atendidos todos os meses. Portanto, 12 meses depois, 50 pacientes deveriam retornar. Consegue enxergar que essa não costuma ser a realidade da maior parte dos negócios? Suponhamos que dos 50 pacientes, 10 não retornaram, o que pode ser algo completamente razoável de se pensar. Com os novos 10 pacientes que chegariam naquele mês, somados aos 40 de retorno, temos os 50 novamente.

Esse foi apenas um exemplo simples para te mostrar o seguinte: a perda de pacientes, quando existe, coloca um teto no crescimento do seu negócio. Um consultório que possui uma velocidade determinada de crescimento vai se estagnar todas as vezes que a perda se igualar ao crescimento.

E isso acontecerá sempre que existir perda.

Para que esse cenário seja revertido, a maior parte das pessoas pensa em resolver aumentando a atração de novos pacientes. Essa é sim uma saída. No entanto, ela apenas faz subir o número limite de estabilização de crescimento. Vou te dar um exemplo.

Suponha que, agora, essa mesma clínica possui um crescimento de 15 novos pacientes por mês, com a mesma taxa de perda, que é de aproximadamente 20% ao ano (ou seja, 10 de 50, todos os meses).

Significa dizer que, agora, quando ela atingir 75 pacientes atendidos por mês, ela vai atingir novo ponto de equilíbrio, afinal, 20% de 75 é 15, o mesmo número que ela consegue atrair de novos pacientes. Mesmo nesse cenário ela não vai atingir a lotação.

Você pode pensar: "mas isso é ótimo. A clínica saiu de 50 atendimentos por mês para 75". No entanto, vai ficar cada vez mais difícil superar a marca dos 15 novos pacientes por mês, com o passar dos meses. Além disso, atrair um novo paciente custa muito mais caro do que reter um paciente antigo.

A importância da fidelização dos pacientes

Agora, veja como um bom controle de perdas pode surtir um efeito bem melhor e mais barato. Suponhamos que a mesma clínica, que tinha 20% de perda, reduziu essa taxa para a metade (10%), com um bom processo de fidelização.

Agora, com os mesmos 10 novos pacientes por mês, seu novo ponto de equilíbrio, ao invés dos 50 atuais, passa a ser 100. Afinal, 10% de 100 é 10, o mesmo número de pacientes novos que ela consegue trazer. Está aí a clínica lotada, de uma forma mais inteligente e efetiva.

Consegue enxergar que o controle de perda te faz chegar bem mais longe, e de uma forma mais barata, do que com o aumento da captação?

O crescimento exponencial aparece quando você consegue "taxas negativas de perdas". Pense no cenário em que você atrai 10 novos pacientes ao mês e que perde 10% dos que deveriam retornar. No entanto, você tem uma base de pacientes promotores tão fiel a você e tão ativos, que os que retornam trazem com eles novos pacientes, fazendo com que sua "perda seja negativa".

Ou seja: daqueles 50, 40 ficaram. Mas eles trouxeram, cada um, um novo paciente ao longo do ano. O que era 40 vira 80. E o seu processo de fidelização fez com que sua base crescesse 30 novos pacientes (a diferença dos 80 para os 50 originais).

Portanto, além de manter um bom processo de marketing, e um bom processo de retorno, é importante manter um bom processo de fidelização e encantamento. Ou, como prefiro chamar esse último, um bom processo de criação de promotores. Eles são a base de crescimento exponencial do seu negócio.

Não se esqueça de separar as origens

Você pode se perguntar por qual motivo eu não misturei na conta os 40 novos pacientes de indicação com os 10 pacientes novos, atraídos pelo processo de marketing, não é mesmo?

Não fiz isso para não gerar uma falsa métrica: a responsabilidade de aumentar o número 10 é do marketing. A responsabilidade de aumentar o número 40 é do processo de fidelização e encantamento. Como eles apontam para processos diferentes, devem ser avaliados de forma isolada.

Pense em uma empresa: imagine que ela vende 10 novos contratos por mês, no time de marketing e vendas, e o time de relacionamento com cliente gera os 40 de aumento na base, por indicação de clientes promotores. Agora, suponha que em determinado mês, o time de relacionamento aumenta a eficiência para 50 e vendas cai para zero. O resultado final é o mesmo. Mas a saúde da empresa não, afinal, os processos são independentes. Um dos processos parou de funcionar e isso deve ser um sinal de alerta.

Por esse motivo, reforço a máxima: investir em reter é sempre mais barato e eficaz do que investir em atrair novos clientes.

Existem clínicas que não possuem retorno de seus pacientes. São clínicas de meio, em que o paciente vai, faz um tratamento, e não precisa mais retornar. O quadro, nesses casos, é similar: com um bom processo de encantamento desses clientes, ela vai conseguir mais indicações. E, ainda assim, ela pode conseguir crescer apenas com a criação de promotores com maior eficiência. Nesse caso, os novos pacientes que chegam advindos desse processo devem ser contabilizados em grupo diferente daqueles pacientes que chegaram por conta própria. Eles refletem processos diferentes.

Perfeito. Agora que você entendeu a importância da retenção, vamos para a prática.

Como fazer a retenção de pacientes?

O maior erro é não fazer parte da rotina do paciente. Uma marca é tão mais lembrada quando ela começa a fazer parte dos grandes momentos e passa a proporcionar experiências realmente impactantes na vida das pessoas.

Algumas ações podem ser feitas, para que realmente sua clínica faça parte da vida dos seus pacientes.

Já mencionei algumas ao longo do livro, mas reforço: imagine uma clínica de medicina esportiva que envie um resumo mensal de todas as novas técnicas de aumento de performance para atletas amadores; ou uma clínica de oftalmologia que envia novidades nos tratamentos das doenças para cada grupo de pacientes focais.

Esse é um ponto de partida.

Associar seu nome a causas importantes e promover para seus pacientes é outro ponto. Você pode, por exemplo, apoiar causas sociais ligadas ao tema do seu negócio. Enviar mimos personalizados para pacientes promotores ou neutros (próximos a virarem promotores) em datas festivas. Mandar um e-mail ocasional perguntando se está tudo bem, de forma bem pessoal, por uma simples questão de cuidado.

Tudo isso deve ser feito de forma paralela às rotinas oficiais, de lembretes de agendamento. Nesse caso, valem as mesmas máximas que listamos quando falamos do processo de pré-consulta (afinal, aqui o processo é também de uma pré-consulta, mas no caso, de um retorno).

Lembre-se que quanto mais afastado, mais o e-mail funciona. Quanto mais próximo, mais a mensagem e o telefonema são úteis. E tente sempre estar no calendário de seus pacientes.

Some a isso os processos de fidelização e você acabou de criar uma verdadeira máquina de encantamento de pacientes.

Você pode estar pensando que fazer todas essas ações vai tomar muito tempo do seu dia e tudo isso está ficando complexo demais para ser executado. Não se preocupe com isso, pois a tecnologia está aí para resolver esse tipo de problema: os que realmente impactam em nossos resultados. Existem centenas de ferramentas que automatizam todos esses processos. Busque um pouco no *Google* e perceba como sua rotina pode ser bem diferente, com pouco esforço.

Passo 14 - rotinas de resgate, ativação e inativação

Quando perguntamos para um profissional com mais tempo de consultório quantos pacientes ele possui na base, a resposta costuma ser contundente: algumas dezenas de milhares.

E o orgulho é nítido: os olhos até brilham quando ele fala do tamanho da base de prontuários que possui no consultório.

No entanto, esse é um tipo de métrica que gostamos de chamar de "métrica de vaidade". É aquela métrica que faz bem para o nosso ego, afinal, ela nunca reduz, só aumenta. Ela só melhora. Ela não mostra os nossos erros.

Fuja desse tipo de armadilha em suas análises.

O número que um profissional deveria ter sempre na ponta da língua é o número de pacientes ativos que ele possui no consultório.

Os pacientes ativos, em nossa definição, são aqueles que estão em dia com seus prazos de atendimento e não possuem pendências de agendamento naquele momento. Ou, então, aquele grupo de pacientes que está em processo de agendamento, depois de um prazo sem retornar. Em outras palavras: são pacientes que mantém contato com o consultório dentro dos prazos ideais de retornos programados.

Pacientes inativos são aqueles que simplesmente não retornaram. Eles podem ser subdivididos entre inativos definitivos (os que faleceram e que mudaram de cidade, por exemplo) e os que têm chance de reativação. No entanto, os pacientes só possuem dois estados: ativos ou inativos.

A maior parte dos consultórios não possui esse controle. E alguns ainda nem concordam com essa categorização. Mas ela tem motivo.

Quando você considera em sua base aqueles "possíveis pacientes" que vieram em seu consultório, que não retornaram mas que também não se posicionaram de forma contrária (ainda não disseram para você parar de entrar em contato pois nunca irão retornar ao seu consultório), o que você está fazendo é trabalhar com a esperança de que esses pacientes um dia retornarão.

Nesse caso, voltamos ao mesmo exemplo da perda de controle que tivemos no processo de "venda", no atendimento telefônico.

Queremos estar no controle, sempre. Quando seu atendente liga para um paciente para agendar o retorno e ele dá uma resposta evasiva, morna, como "não posso agora, me ligue daqui 3 meses" e assim você o faz, você acabou de perder o controle da situação.

Seu paciente se sente no comando e a decisão de agendar ou não em seu serviço está nas mãos dele. Esse não é o melhor caminho.

Um serviço com boa imagem e força de nome funciona de forma oposta. Consegue imaginar se um paciente fizesse algo similar com o melhor médico do mundo, no tratamento da doença mais específica que existe, que possui uma agenda lotada e é extremamente concorrido?

A resposta que esse paciente receberia, provavelmente, seria algo como: "Não tem problema, mas não vamos conseguir manter a sua vaga aqui na clínica. Passar bem" (ou algo um pouco mais educado do que isso).

Seus pacientes devem ter o mesmo compromisso com você, desde o primeiro dia que se consultam em seu consultório. Quando seu serviço é visto como *commodity*, assim ele se manterá. Não é necessário lotar o consultório para só então investir em reforçar a sua imagem. Você deve fazer isso o quanto antes.

Portanto, assim como no processo de atendimento telefônico, você precisa de um processo de "quebra de contrato" com esses pacientes. O que você precisa é que ele se posicione. E não é vergonha alguma entrar em contato para lembrá-lo de um retorno: se é realmente algo necessário, o lembrete é apenas um serviço útil que você está oferecendo.

Portanto, sugerimos um processo que começa bem antes, com lembretes por e-mail e, conforme a data se aproxima, usando mais ferramentas de mensagem e ligações, como vimos em passos anteriores.

Quando o paciente recebe a primeira ligação, ele já teve oportunidades suficientes para dizer que não deseja continuar seu tratamento naquela clínica.

Aliás, essa é uma ótima prática: manter uma informação no rodapé de todos os e-mails a orientação de que "basta responder esse e-mail dizendo que não tem interesse em retornar que pararemos de enviar esses lembretes". Bom para você, que não perde tempo com pacientes que não se engajaram com seu negócio, bom para o paciente que não é incomodado.

Se quiser ter ainda mais liberdade para "cobrar o retorno" do paciente, no final do atendimento, ainda na clínica, explique para ele como funciona o processo de retorno e se ele deseja ou não ser avisado. Se ele declara que sim, você pode começar seu contato, inclusive, da seguinte forma:

> "Olá Fulano! Aqui é o Raphael, da clínica X, e estou entrando em contato para agendarmos o seu retorno, conforme você nos solicitou que fizéssemos quando veio aqui da última vez."

Assim, já no primeiro contato telefônico, o paciente não está desavisado e descontextualizado. Ele saberá do que se trata. No entanto, pode ser que aquele telefonema tenha atingido o paciente em um mau momento.

O processo de inativação

Primeiro, enquanto você ainda não conseguiu contato, siga um processo bem estabelecido, com uma cadência definida de tentativas de contato. É importante padronizar o tempo e o número de tentativas para não cair no viés de insistir mais com um paciente do que com outro.

Particularmente, gosto de algo entre 3 e 7 tentativas de contato telefônico, antes de marcar aquele paciente como "inativo". Não existe número mágico: existe processo e KPI. Faça testes até chegar à conclusão daquilo que é melhor para a sua clínica. O número ideal é aquele que maximiza a métrica, irritando o mínimo possível seus pacientes.

Segundo, quando você conseguir falar com o paciente, sempre tenha uma resposta definitiva e tome controle do processo. Se você definiu que seu processo tem um limite de tolerância de um mês para retornos, antes de marcar um paciente como inativo, siga-o. Se o paciente diz que não pode falar naquele momento e que deseja um contato depois, proponha a data, dentro do seu prazo de um mês.

Combine o melhor dia e extraia dele qual costuma ser o melhor momento para falar com calma. Se o paciente não quer agendar no momento, pergunte o motivo e se é algo definitivo ou não. Caso não seja, agende dentro do prazo de um mês do seu processo. Se o paciente quer que você retorne a ligação em um período superior àquele do seu processo, parta para o controle da situação, antes de perdê-la. Um bom exemplo seria algo como:

- "Senhora X, sem problemas. Entendo que não é o melhor momento para a senhora. Também não quero ser inconveniente e atrapalhar, portanto, vou te enviar pelo e-mail o link do agendamento online de consultas para que a senhora escolha um horário e peço que entre em contato quando se decidir.

No entanto, tenho que remover o nome da senhora da lista de agendamento preferencial caso a senhora não mantenha seu controle regular, que deve ser realizado, segundo a programação médica, dentro do próximo mês.

Colocarei um lembrete para tentar retornar à senhora em alguns meses, mas não posso garantir que teremos vagas, dependendo do fluxo da clínica."

Esse passo é o que chamamos de "*Break-off*". Ele é fundamental para mostrar para o paciente que a sua clínica tem um compromisso com o bom resultado clínico dos pacientes. E que vocês entendem que esse bom resultado depende tanto da prestação de bons serviços pela clínica quanto da adesão ao tratamento por parte do paciente.

Trata-se de uma parceria, não de algo unilateral. É tudo uma questão de propósito: como agente de saúde, a clínica quer ter sucesso, não insucesso. Portanto, nada mais justo do que manter o foco naqueles pacientes que entenderam isso.

Esse é o processo que chamamos de inativação. Ele é extremamente importante, pois é através dele que você vai ter o controle de temperatura da sua base de pacientes. É uma base engajada que retorna com excelentes taxas? Ou é uma base não engajada, que desiste de retornar com facilidade?

Processo de resgate

Note que não estou dizendo que você não deve entrar em contato com o paciente 3 meses depois, como ele deseja. Se sua clínica tem horários vagos, você deve sim entrar em contato, afinal, é um paciente.

Esse é o processo de resgate, que também tem sua importância, mas que tem métricas e KPIs de sucesso diferentes. Quem passar pelo processo de retorno e não agendar, deve ser marcado como inativo, para te dar clareza em seu controle.

Ao manter esse processo em funcionamento, você perceberá que seu número de pacientes ativos cresce de forma mais lenta. Em paralelo, aumenta sua base de inativos. E, nela, você tem pacientes inativos há anos e pacientes inativos recentes.

É muito importante ter uma estratégia de resgate dessa base. No entanto, vale dizer que não adianta apenas entrar em contato novamente, de tempos em tempos. É preciso estratégia. Pense que esse paciente entrou em uma nova jornada de decisão, pelo tempo decorrido entre um agendamento e outro.

Então, é importante manter um contato informativo, levando conteúdos úteis, que possam fazer com que aquele paciente mude de ideia e resolva agendar novamente o procedimento.

O melhor canal de contato, novamente, é o e-mail. Imagine tentar manter uma comunicação em um canal como o telefone com um paciente que sinalizou que não deseja agendar um retorno, em uma primeira tentativa. Pode ser invasivo, concorda?

Você deve estruturar seu processo de resgate para que ele seja não invasivo, mas que não perca o tom de preocupação com o não acompanhamento de seus pacientes. Dessa forma, você conseguirá dar a oportunidade do paciente se reativar quando estiver preparado para tal, avançando na jornada.

Para tanto, reforçamos uma estratégia excelente para isso: manter uma rotina de produção de conteúdo relevante para seu blog, como vimos lá atrás, no começo desse livro, que pode ser distribuído através de suas redes sociais e também de e-mail marketing para sua base de clientes.

Quando você tem a rotina de disparar um e-mail, pelo menos, mensal para seus pacientes, com novos conteúdos, você dá a oportunidade daqueles pacientes inativos se reativarem a qualquer momento. Esse e-mail deve também sempre conter uma chamada para agendamento online, para sempre diminuir a distância entre um paciente que precisa dos seus serviços e a sua agenda.

Assim, você não desperdiça o contato com seus pacientes antigos e não é invasivo a ponto de incomodar. Eventualmente, é importante manter uma rotina de comunicação telefônica, principalmente enquanto os pacientes não declaram abertamente que não desejam o contato. Assim, você maximiza os resultados desse processo.

Para avaliar o processo de resgate, o ideal, como já falamos, não é trabalhar com taxas, mas sim com números brutos. Desta forma, você pode estabelecer metas para seus atendentes de recuperação de X pacientes por mês. Você ganha mais previsibilidade em seus números quando faz dessa forma.

Quando um paciente retorna, deve ser reativado. O mesmo processo deve iniciar um ano depois, quando ele atingir o momento ideal de retorno e não se manifestar. Esses pacientes ficarão transitando entre os *status* de ativo e inativo, mas é importante que você mantenha o processo padronizado. Assim, quando seu número de pacientes ativos aumentar, você sabe que ele é confiável. Da mesma forma, quando cair, você sabe que existe uma ineficiência que merece a atenção.

Com esses processos estruturados, você vai ter um indicador bem mais confiável para monitorar do que o simples tamanho da sua base de pacientes cadastrados, que, como você viu, não nos diz muita coisa: é uma métrica de vaidade.

Passo 15 - finanças relacionadas à aquisição

Quando uma clínica entende que o seu crescimento está atrelado aos três fatores que listamos até agora (atração de novos pacientes, redução da perda de pacientes na base e indicação de pacientes pelo relacionamento), tudo fica mais fácil de ser avaliado.

Quando sua clínica isolar esses três processos e começar a fazer a avaliação individual de cada um, você vai precisar de alguns indicadores um pouco diferentes daqueles tradicionais para avaliar de uma forma mais efetiva o seu negócio.

Um desses indicadores, como você vai ver no passo seguinte, é o Custo de Aquisição de Clientes. Daqui a pouco você vai entender mais sobre ele. No entanto, para que tenha esse indicador confiável, precisamos dar um passo para trás para dar dois para a frente.

Estamos falando de organização básica do controle de lançamentos financeiros e categorização de custos e despesas no seu consultório.

Existem centenas de livros e cursos sobre o assunto "gestão financeira para clínicas e consultórios". Em todos eles, você vai aprender a estruturar um fluxo de caixa, como organizar os lançamentos, qual a melhor forma de fazer o faturamento e quais os melhores regimes tributários para o seu caso. Não é sobre isso que vamos falar agora.

Nesse passo, estamos querendo focar apenas na estruturação financeira mínima que vai te ajudar a monitorar melhor seus processos de atração de pacientes.

O custo do paciente

Agora, vamos começar a explorar melhor o caminho percorrido pelo paciente e quanto isso custou para você.

Para tanto, como é o caso de qualquer empresa que faz ações de marketing, precisamos de uma forma mais correta para mensurar o retorno sobre o investimento.

Para que você tenha números confiáveis, vai precisar entender um simples conceito: todos aqueles gastos relacionados à atração de um novo paciente para o seu consultório devem fazer parte de uma macro-categoria de análise, que vamos chamar de categoria de Custo de Aquisição de Clientes.

Nessa categoria, todos os gastos que são relacionados ao processo que faz um novo paciente chegar até o seu consultório devem ser elencados.

Estamos falando, em primeiro lugar, de todos os seus investimentos com ações de marketing.

Estamos falando de uma parte dos custos relacionados à sua presença digital. Repare bem: você leu "parte". Isso porque a sua estrutura digital tem mais de uma função, como você viu.

Ela serve sim para atração de novos pacientes, mas serve também para relacionamento com sua base de pacientes e para reativação de pacientes inativos. Portanto, nada mais justo do que repartir esse custo entre as três iniciativas. Particularmente, gosto de lançar um terço desse custo na categoria Custo de Aquisição de Clientes.

A mesma lógica vai ser aplicada ao valor que você gasta com seus atendentes, sua telefonia e todos os demais custos que são necessários para que um paciente novo chegue até o seu consultório.

Mensalmente, você deveria monitorar esses valores em uma categoria específica de seus lançamentos financeiros.

Por outro lado, esse valor está sendo investido em atração de novos pacientes. Portanto, você deve ter uma visão clara de quantos novos pacientes foram impactados por suas ações de atração e chegaram ao seu consultório passando por elas, em determinado momento da jornada de decisão.

Nem sempre o caminho é claro

Um dos principais problemas dessa etapa é a atribuição de responsabilidade de canais. Como falamos anteriormente, é muito comum que o paciente mencione uma única fonte de contato quando você faz aquela pergunta tradicional: "como você conheceu os nossos serviços?".

No entanto, pelas características que mencionamos do comportamento do consumidor e também quando conversamos sobre Marketing 4.0, sabemos que não existe essa linearidade. O paciente costuma avançar no funil de decisão passando por diversos canais.

Portanto, consideramos que a pergunta correta a se fazer é: "você teve contato com quais desses canais antes de agendar sua consulta?". Se a pessoa marca mais de um, aí sim é importante entender qual foi o fluxo seguido por ela. Suponhamos, por exemplo, que ela marque a rede social e o site da clínica. Faz toda diferença saber qual veio primeiro, afinal, aquele foi seu canal de aquisição no digital.

Em seus cadastros, você deve sempre tentar buscar a fonte original para manter a apuração correta. No entanto, não deixe de mensurar qual a parcela de seus novos pacientes foi impactada pelos seus canais digitais como um todo.

Um exemplo claro sobre esse tópico aconteceu com uma de nossas clientes, dermatologista. Por anos ela desenvolveu estratégias digitais completas em sua clínica, seguindo a metodologia de 17 passos que apresentamos nesse livro.

No entanto, algo sempre a incomodava: ao questionar os pacientes sobre a origem do contato com a clínica, raramente encontrava como respostas a estrutura digital.

Ela investia tanto ali, e parecia ser em vão, por isso, a frustração tomou conta. A proposta que minha equipe fez, e ela aceitou, foi de pausar todos os investimentos por um período e avaliar os resultados.

A queda foi intensa e aconteceu assim que os agendamentos represados acabaram. Em apenas 15 dias a média de atendimentos semanais caiu de 70 para 30. Algum tempo depois ela acabou decidindo retornar com os investimentos, no mesmo patamar anterior e, em cerca de três a quatro meses após o retorno, recuperamos a queda.

Esse tempo de recuperação acontece pois existe uma certa penalização dos motores de busca quando há queda em frequência de publicação e produção de conteúdo relevante por essas estruturas digitais.

Essa história é apenas uma que decidi contar, dentre as várias semelhantes a ela que vimos acontecer ao longo dos anos.

Portanto, é importante monitorar o número de contatos gerados por essas ferramentas, bem como todos os agendamentos realizados no período, de forma conjunta. Evite analisar KPIs isoladamente, para não cair em um viés de simplificação de análise.

Os dados necessários para o cálculo

Com esses dois números em mãos (valor total gasto em sua estrutura de Aquisição de Clientes e o número de novos clientes que foram impactados por sua estrutura digital), você poderá chegar ao indicador que vamos te explicar no próximo passo.

Por isso, a fim de que você tenha dados acurados sempre, é importante manter a rotina de entregar um formulário a todos os seus novos pacientes para que eles marquem aqueles canais que tiveram contato no pré-consulta. Lembre-se que fazer a pergunta pode enviesar a resposta e por isso entregar um questionário ao paciente para que ele responda é a melhor opção. Não se esqueça, também, de criar o hábito de documentar seus custos em uma categoria à parte de seu fluxo de caixa.

Vamos para o próximo passo?

Passo 16 - cálculos de viabilidade - CAC, *Churn* e LTV

Nos passos anteriores, trouxe para você alguns destes conceitos e a importância que o acompanhamento destes indicadores têm.

Neste passo, vou apenas sistematizar a análise e cálculo de cada um deles. Com isso, quero te dar maior clareza para entender os possíveis cenários, quando o assunto é resultado das ações de marketing e relacionamento, em que o seu negócio se encontra.

Os 17 passos já estão quase no fim, por isso, neste você aprenderá a calcular alguns indicadores, enquanto no último, entenderá como a relação entre eles te dará o exato norte que seu consultório deve seguir.

Calculando o CAC

O primeiro importante indicador das estratégias globais de Marketing e Relacionamento é o Custo de Aquisição por Cliente.

No passo anterior, você separou todo o seu custo em uma categoria específica que chamamos de Custo de Aquisição de Clientes. Agora, queremos apenas saber o custo unitário.

Em nosso entendimento, você deve fazer a divisão do valor total do Custo pelo número de todos os novos clientes atendidos no mês.

Como a função do indicador é te dar um norte estratégico, não faz sentido fazer de forma diferente. Consideramos um problema quando as clínicas insistem em separar os custos de aquisição por canal, no primeiro momento, pois não há linearidade. Esse isolamento pode levar a falsas conclusões, principalmente quando não há rastreio adequado de origem.

No entanto, lembre-se da história que contei no capítulo anterior antes de assumir que suas estratégias digitais não trazem nenhum paciente. A estrutura digital influencia, também, de maneira indireta a chegada de qualquer novo paciente.

Por isso, com esse passo, meu interesse é guiar suas decisões de uma forma mais estratégica, baseada em todas as ações que seu consultório realiza.

Voltando ao assunto...

Quando você divide o custo total pelo número de pacientes novos gerado no mês, você terá seu CAC (custo de aquisição de cliente).

Então, se você gasta R$2.000,00 com todas as ações relacionadas à aquisição e consegue 10 novos pacientes por mês, seu CAC é de R$200,00. Ok? Vamos seguir.

Próximo número importante: o *Churn*.

Churn é um indicador que significa "perda de clientes". Ele mede a taxa de clientes que deveriam retornar, mas não retornaram, em determinado período. Portanto, mede o percentual de pacientes que se tornaram inativos em determinado período de tempo.

Entendo que este conceito pode gerar algumas dúvidas, como:

"Qual período de tempo devo considerar?"

"Devo fazer essa conta sempre?"

"E se meus pacientes não precisam retornar?"

Esses são detalhes importantes, por isso, vou esclarecer tudo. Quando avaliamos a perda, esse tipo de análise deve levar em consideração o tipo de especialidade e a estratégia global da clínica.

Veja a diferença que existe entre um cardiologista que atende doentes crônicos para o resto da vida e um ortopedista que é especialista em fraturas. No primeiro caso, é esperado um retorno periódico dos pacientes. No segundo, não.

Agora, pensemos em um psicólogo que trabalha com sessões semanais de terapia. O retorno é esperado, mas o tempo para inativar o paciente é bem menor do que aquele do cardiologista, que possui retornos mais espaçados.

Portanto, comece respondendo a seguinte pergunta: é esperado que a MAIOR parte de seus pacientes retorne no futuro ou não?

Note que escrevi "maior parte" e não "todos". Esse é o caso de cirurgiões plásticos, por exemplo. Parte de seus pacientes jamais retornará (algumas cirurgias específicas), mas outra parte deveria retornar (os pacientes de aplicação de toxina botulínica, por exemplo).

Aqui, teremos dois grupos: os que esperam retorno dos pacientes e os que não esperam.

Vamos ao primeiro grupo: se a sua resposta for "sim, é esperado que a maior parte de meus pacientes retorne no futuro, em rotinas previsíveis", é hora de se fazer algumas perguntas. Atente-se:

> Qual é o tempo depois de uma consulta que, se o paciente ainda não retornou ao consultório, tem uma alta probabilidade dele ser um inativo?

Em geral, costumo orientar que as especialidades de controle habitual considerem esse período como de um ano. Então, esse será seu período de análise.

Para calcular o *Churn*, você precisará de duas coisas:

> 1) Saber exatamente quantos pacientes ativos você possui em sua base e ter um processo de inativação baseado naquele tempo mínimo que você acabou de pensar. Isso significa dizer que se um paciente ainda não tiver retornado depois daquele tempo máximo que você determinou como o seu limite de "atividade", o paciente então deve ser marcado como inativo.
> 2) Saber, com precisão, quantos pacientes ficaram inativos naquele período. Se sua avaliação for mensal, fica mais simples de medir.

Com esses dois dados em mãos, você terá seu *Churn* Mensal. Faça isso dividindo o número de pacientes que se inativaram naquele mês pelo total da sua base ativa. Esse número deve ser menor do que 3%, de uma forma geral.

Agora vamos voltar ao segundo grupo de médicos e profissionais de saúde. Se sua resposta para a pergunta anterior foi "não espero que a maior parte dos meus pacientes retorne", você não precisa calcular seu *Churn*. Isso acontece pois o *Churn* dará origem a uma próxima métrica, que é aquela que de fato importa: o *Life Time Value*.

Vamos a ela.

Calculando o LTV

LTV, ou *Life Time Value* é a métrica que significa o valor médio total que um paciente deixa em seu consultório ao longo da vida dele.

Se seus pacientes não devem retornar, o LTV do seu consultório é igual ao ticket médio de atendimento. Basta dividir seu faturamento mensal total pelo número de clientes diferentes atendidos naquele mês.

Se seus pacientes devem retornar, para encontrar o LTV, basta dividir seu *ticket* médio por paciente em um determinado período pelo *Churn* no mesmo período.

Nesses casos, para ter o dado de *ticket* médio mais preciso, recomendamos avaliar o faturamento do último ano dividido pelo número de pacientes diferentes atendidos no período. Esse será o *ticket* médio anual por paciente. Como recomendamos a análise do *Churn* mensalmente, basta dividir seu *ticket* médio anual por 12 meses para ter uma ideia do ticket mensal por paciente.

Exemplo: pacientes se consultam uma vez ao ano em média, com valor de consulta de R$500. A clínica possui um *Churn* de 2% ao mês. Logo, temos a seguinte divisão: R$500 dividido por 12 é igual a R$41,66 (ticket médio mensal por paciente). Esse valor dividido por 2% é R$2083,00. Esse é o LTV. Ou, em outras palavras, nos diz que um paciente médio costuma fazer pouco mais de 4 consultas ao longo de sua vida útil na clínica, se o *Churn* se mantiver naquele mesmo patamar.

O resultado será um valor que representa quanto um paciente médio gera para seu consultório ao longo de sua vida. Esse número leva em consideração aqueles pacientes que se consultam e nunca retornam, bem como aqueles que retornam diversas vezes na sua clínica, afinal, leva em consideração a taxa de inatividade como parâmetro principal.

Resumindo

A lógica desses três indicadores é a seguinte: eles monitoram, de forma indireta, o desempenho geral dos grandes pilares do seu consultório relacionados à crescimento e qualidade.

Pense: se seu CAC aumenta, significa que ficou mais difícil atrair pacientes. Se reduziu, ficou mais fácil. Se seu Churn aumenta, é possível que seus pacientes tenham passado por uma época de baixa qualidade de atendimento e por isso não desejam retornar. Se caiu, significa que todas as suas ações de pré e pós-consulta devem estar com boa performance. Se seu LTV caiu, é possível que seus pacientes estão te deixando precocemente. Se ele aumentou, pode ser que suas estratégias de aumento de preço e retenção surtiram efeito.

A relação entre o CAC e o LTV é particularmente importante. Ela vai ditar o ritmo do seu consultório ou clínica daqui para frente. Pronto para o próximo passo?

Passo 17 - avaliar resultados, investir e frear

Quando dividimos o LTV pelo CAC, encontramos um número cabalístico que vai nos dizer muita coisa daqui para frente.

Suponha que uma clínica tem, em determinado mês, um Custo de Aquisição de Cliente em torno de R$5.000,00. Ou seja: para que cada novo cliente chegue até lá, são gastos R$5.000,00.

Isso é bom ou ruim? Impossível dizer só com essa afirmação, concorda?

Pode ser que se trate de uma clínica que atende consultas populares, de R$100,00 e possui um péssimo serviço, que faz com que nenhum paciente retorne. Neste caso, existe uma perda de R$4.900,00 por paciente atendido.

No entanto, pode ser que se trate de uma clínica que faz cirurgias complexas, em que o *ticket* médio é de R$20.000,00. Aqui os pacientes também não retornam, pois seus problemas são resolvidos de uma só vez. Ainda assim, o que os números mostram é um lucro de R$15.000,00 por paciente atendido.

Um terceiro cenário possível é o de uma clínica que faz consultas particulares, a R$500,00, mas que tem um serviço tão excepcional que o paciente se fideliza e retorna para sempre, fazendo uma média de 100 consultas ao longo de sua vida, o que geraria um retorno, em longo prazo, de

R$50.000,00 em valor acumulado. Assim, essa clínica gera um lucro de R$45.000,00 por paciente (não vou entrar em análises mais aprofundadas como o cálculo do valor presente líquido dessa conta, mas sugiro que você o faça junto com um administrador).

No caso da clínica que gera R$45.000,00 por paciente atendido, no longo prazo, o dinheiro demora a retornar. Logo, o tempo do retorno do investimento é também muito importante nessa análise. Veja que, nesse caso, essa clínica levaria 10 consultas para retornar o valor de aquisição (suponha que ele faça isso em 3 anos). Esse é o *CAC Payback Time* (tempo de retorno do custo de aquisição).

No caso da clínica que faz cirurgias a R$20.000,00, o retorno é imediato. Daí a pergunta: o que é melhor? R$20.000,00 agora ou R$50.000,00 no longo prazo? A resposta será consideravelmente diferente dependendo do quanto você possui para receber e de quais as suas opções de investimento com o capital em mãos. Mas, de uma forma geral, um *CAC Payback Time* mais rápido costuma ser melhor.

Saúde da clínica

A saúde de uma clínica está proporcionalmente ligada à uma alta relação de LTV/CAC e um baixo tempo de retorno de capital

Se uma clínica possui um LTV/CAC abaixo de 3, ela vive uma situação arriscada. É o mesmo que dizer que o valor gerado pelo paciente, uma vez tirados os custos da operação, é bem próximo ao valor investido pela clínica para trazer o paciente. Quando este é o cenário, aumentar os investimentos de atração de pacientes não é a melhor ideia, pois, na maior parte dos casos, haverá desestabilização na tentativa de escala.

A maior parte das clínicas que fecham as portas por descontrole de contas quando pisam no acelerador costuma cometer esse erro: elas possuem péssimas relações de retorno do capital e investem em crescimento no momento que não deveriam. Esse deveria ser um momento de investir em encantar os clientes, otimizar os fluxos de marketing e canais de vendas para melhorar a performance.

Se uma clínica possui uma relação de LTV/CAC entre 3 e 8, ela está em uma faixa adequada. Quanto mais perto de 8, melhor. Essa clínica deve ainda avaliar o tempo de *Payback* do CAC. Se o valor de aquisição for retornado dentro do primeiro ano, é razoável pensar acelerar o crescimento. Se esse valor não conseguir ser retornado no primeiro ano, só é recomendado investir em crescimento se há bastante caixa disponível para queima e contando com a ajuda de um bom administrador analisando seus números e suas alternativas de investimento. Pode ser que outras aplicações sejam mais seguras e retornem o capital investido mais rapidamente (improvável, mas possível).

Já em uma clínica que possui uma relação de LTV/CAC maior que 8, é um absurdo não investir mais em aquisição, especialmente se o *Payback* se dá no primeiro ano. Essa clínica está crescendo bem mais lentamente do que poderia, afinal, o CAC é baixo para um LTV alto. Se for esse o caso, avalie linhas de crédito para aumentar os investimentos e crescer com mais velocidade.

O ideal é que, sempre que a clínica consiga um aumento nessa relação, ela aumente os investimentos em atração e encantamento de clientes. Sempre que o número cair para níveis críticos, recomendamos que seja feita uma parada estratégica para analisar os problemas.

Esses problemas, na maior parte das vezes, serão os seguintes:

- ✓ Baixo *ticket* médio;
- ✓ Queda de qualidade de serviços;
- ✓ Alta perda de pacientes;
- ✓ Alta ineficiência dos processos de marketing e vendas.

Se a clínica possui uma baixa relação de LTV/CAC, o componente LTV costuma ser o maior problema. Como o Custo de Aquisição de Cliente costuma ter uma variação menor, a não ser em fases de escala de marketing (quando as clínicas mudam padrões de investimento, saindo de R$1.000 por mês para R$10.000, por exemplo), os três primeiros tópicos acima costumam ser os mais envolvidos.

Isolando os fatores de influência

Pode ser que o valor cobrado pelos serviços esteja baixo demais, dada a dificuldade de trazer clientes. Se for esse o problema, a clínica deve pensar em investir em serviços adicionais para aumentar o valor percebido agregado e justificar a cobrança de um valor maior.

Pode ser que a perda de pacientes esteja alta demais. Quando a taxa de *Churn* supera os 3%, dificilmente uma clínica consegue manter uma boa relação de LTV/CAC. Assim sendo, o investimento deve ser direcionado para melhorar a experiência do cliente na clínica e nos processos de pós-consulta e retorno. Avaliar o NPS e a taxa de inatividade, nesses casos, é primordial.

Pode ser, ainda, que os processos de marketing e vendas estejam ineficientes. Nesse caso, é importante isolar os dois processos, como vimos anteriormente, para analisar qual é o maior vilão: falta de geração de oportunidades pelo marketing ou dificuldade de agendamento pelo atendimento telefônico.

Quando a dificuldade de geração de oportunidades pelo marketing é o problema, a solução não costuma aparecer trocando o fornecedor, o prestador de serviços ou a agência. A solução, na maior parte das vezes, é interna: a maior dificuldade de geração de oportunidades em marketing decorre de baixa diferenciação de serviços.

Não há marketing que impulsione um profissional com pouca ou nenhuma experiência, que se formou em faculdade com péssima reputação, que não possui títulos de especialista, não participa de atualizações e que não possua uma base de pacientes que defende sua qualidade.

Esses profissionais devem investir em treinamento e capacitação técnica, e evitar a troca de fornecedores ao máximo, uma vez que seus resultados aparecerão no longo prazo, não no curto. Não é razoável terceirizar a culpa do mau desempenho, nesses casos, para os fornecedores. Ainda, a troca de fornecedores joga contra esse profissional: o próximo fornecedor vai precisar de tempo, que será desperdiçado, até chegar provavelmente à mesma conclusão.

Quando a dificuldade de agendamento é a origem do problema, o treinamento de atendentes e a documentação das causas de perda podem ser um ponto de partida. É interessante, nesses casos, que profissionais mais experientes atendam o telefone e tentem executar o processo de agendamento, para sentir a real dificuldade do processo.

Para finalizar...

Vale dizer que a relação LTV/CAC é um bom termômetro para te mostrar o que fazer e quando fazer. Se ela é alta, invista mais. Se ela é muito baixa, é hora de arrumar a casa e estancar o sangramento. Se ela está dentro das faixas ideais, é hora de aproveitar o voo de cruzeiro e focar na experiência do cliente.

Quando sua relação LTV/CAC é alta, recomendo um uso maior de estratégias pagas, dentre as tantas ensinadas neste livro, para acelerar ainda mais sua aquisição de clientes.

Existem várias clínicas que entenderam essa lógica e, com esses números em mente, ficam mais seguras para aumentarem seus orçamentos de R$1.000 para R$5.000, de R$5.000 para R$10.000 e de R$10.000 para valores ainda mais altos. Se as métricas apontam para um bom cenário, não se deve ter medo de investir.

Se sua relação LTV/CAC é mais baixa, dê mais atenção para estratégias de conteúdo, gratuitas, para aumentar a eficiência sem subir seu CAC. Produza bastante conteúdo útil para seus clientes e replique em suas redes sociais e através de e-mail marketing para sua base de pacientes. Produza conteúdo para todos os estágios da jornada do paciente, garantindo que todos estão sendo cobertos. E dê tempo ao tempo, investindo em criar sua audiência.

Independentemente de sua relação LTV/CAC, faça tudo o que estiver ao seu alcance para manter seu NPS consistentemente superior a 90. Todas as vezes que seu NPS cair, faça uma análise com mais parcimônia sobre o aumento de investimentos. Se seu NPS cair depois de um grande crescimento, considere frear propositadamente o fluxo de novos pacientes, para não ter queda de qualidade e alterar seu *loop* de viralização.

Se há orçamento sobrando, sempre invista em produção de conteúdo. Você pode até terceirizar para jornalistas essa tarefa. Esse tipo de ação vai fazer com que mais pessoas cheguem até sua estrutura digital de forma orgânica. E isso é extremamente importante em épocas de fartura, pois essa base que chega até você de forma orgânica pode te ajudar a passar ileso quando as vacas estiverem magras.

Imagine que você tem um site que produziu conteúdo útil ao longo de uma década inteira, a ponto de se encontrar na primeira posição das buscas para todos os termos de sua especialidade. Mesmo que você queira, seu telefone não vai parar de tocar.

Estamos em uma época de transição digital que permitirá a alguns serviços dominar a audiência. Isso é a base de um negócio que fatura de forma previsível e não possui riscos.

Recomendo que a estratégia de produção de conteúdo esteja sempre em pauta na sua clínica.

Framework para Clínicas Digitais

Você acabou de conhecer um *Framework* com 17 passos sequenciais que te darão um norte ao implementar as diversas ações que farão a sua clínica se preparar melhor para o universo digital. Não compreenda mal, no entanto: esses não são os únicos passos e essa não é a única forma de chegar até os seus objetivos.

Ao longo de minha jornada como empreendedor, tanto em meus próprios negócios quanto auxiliando negócios de terceiros, sempre me vi frente a desafios que não eram tão simples de serem contornados.

Quanto maior o desafio, mais difícil era começar. Mais difícil era ter clareza nos primeiros passos. Foi exatamente por resolver esse grande problema que o Método Clínicas Digitais se provou um excelente *Framework*. Quando quebramos em pequenos passos essa jornada inteira, o benefício principal que sua clínica terá é o de não perder tempo paralisada frente a grandes barreiras, ganhando tempo e conhecimento para conseguir adaptar os seus passos futuros por conta própria.

Entenda esse *Framework* como as mãos de um pai que está ensinando o filho a andar de bicicleta. Elas estão ali não para ditar a rota, mas sim para ajudar o filho a não cair quando ele cambaleia. Depois que o filho aprende a andar corretamente, o suporte não é mais necessário e ele consegue avançar ainda mais, simplesmente porque domina os fundamentos.

O que posso te dizer sobre os 17 passos do Método Clínicas Digitais é que eles representam um compilado de análise de milhares de estratégias de clínicas e consultórios do Brasil inteiro, sendo que estive envolvido presencialmente em mais de 300 para analisar ponto a ponto o que funcionava e o que não funcionava.

Depois de consolidar essa metodologia, percebemos que mais de 97,5% das clínicas que seguiam esses passos avaliavam o método como efetivo, no final do processo.

Portanto, um método como o do Clínicas Digitais tem a função de servir como guia, e não apenas como um passo a passo burocrático que deve ser seguido à risca.

No entanto, percebemos também, ao longo dessa jornada, que a implementação isolada desses processos não dava uma garantia de sucesso futuro, quando eles não eram mantidos. Por isso, criamos uma série de formas eficientes de mantê-los operando com o mínimo de esforço possível, para que sua clínica nunca perca o impulso inicial que conseguirá com eles. Essas formas são o que chamamos de processos de manutenção da estratégia, que você vai entender na próxima parte deste livro.

Parte 5: Processos de Manutenção e Segurança Futura

Na parte anterior deste livro, você entendeu o passo a passo para conseguir uma estrutura mais segura na sua clínica e para manter a previsibilidade de faturamento.

O caminho é sem volta: uma vez que você entendeu a lógica dos 17 passos propostos no Clínicas Digitais, você terá um caminho bem mais claro e tranquilo até o crescimento acelerado.

Se você tiver um olhar mais estratégico, vai perceber que os 17 passos fecham um ciclo que deveria atuar de forma infinita no seu consultório:

1) Pacientes novos chegam até seu consultório;
2) Recebem um serviço e atendimento de extrema qualidade;
3) Dão feedback e apontam os pontos de melhoria;
4) Processos são otimizados com base nesses feedbacks;
5) Pacientes retornam e se tornam promotores;
6) Pacientes promotores aumentam a força da sua marca;
7) Sua marca mais forte faz com que seja mais fácil atrair novos pacientes.

E voltamos ao ponto de partida.

Esse é um ciclo virtuoso, que te levará à estabilidade e ao sucesso. Esse método torna tão previsível o caminho que sua não execução pode ser chamada de "absurdo".

No entanto, na prática diária e na minha observação, pude perceber que a realidade nem sempre é essa. Grande parte das clínicas começam a aplicar o método, mas acabam parando ao se deparar com o menor dos obstáculos. Algumas se contentam com resultados razoáveis e não buscam a excelência. Algumas esquecem desses princípios de crescimento e entram em brigas sem fim com fornecedores de serviços, terceirizando responsabilidades.

Os segredos das clínicas de alto desempenho, que possuem performance fora da curva e com NPS superior a 90, são apenas dois: consistência e tecnologia.

Primeiro, consistência. Essas clínicas entenderam que esse volante de crescimento não pode ser interrompido. Esse ciclo de ouro das clínicas de sucesso é o que mantém o crescimento exponencial desses negócios. Ele deve ser alimentado continuamente.

Segundo, tecnologia. A maior parte das clínicas que alcançam níveis de excelência possuem grande veia tecnológica, especialmente na padronização dos processos de valor. A tecnologia é o que permite o melhor aproveitamento de recursos e automação de atividades, economizando tempo. O tempo que sobra, nessas clínicas, é redirecionado aos pacientes.

Ao longo do tempo, percebemos que as clínicas que começam a aplicar essa metodologia, com consistência e tecnologia, conseguem resultados já interessantes com cerca de 6 a 12 meses de uso dessas estratégias. No início, é interessante pensar em algo como 20 a 30% de incremento ao ano na velocidade de atração de novos pacientes e nas taxas de retenção e fidelização.

Em dois anos, esses números costumam dobrar de eficiência. Em três anos, os aumentos costumam também ser no mesmo patamar. Isso coloca a maior parte das clínicas em uma situação de maior previsibilidade em torno de 3 a 4 anos de uso consistente dessas estratégias e metodologias.

Daí pra frente, as clínicas entram em uma fase de maior complexidade, que costuma casar com um NPS que já supera os 50 pontos, um Churn entre 1 e 2% ao mês e uma lotação próxima a 80-90% dos horários.

Essa é a fase mais complexa, pois as mudanças começam a acontecer de forma mais lenta.

Nesse ponto, alguns começam a optar pela escala horizontal: contratam consultores especializados e começam a falar em franquear ou expandir lateralmente os negócios. Essa costuma ser uma boa saída. No entanto, nesses níveis de métricas, percebemos que esse tipo de ação costuma ser precoce. A expansão começa a ficar complexa com poucas unidades.

As empresas que se estruturaram dessa forma e conseguiram manter a escala foram aquelas que atingiram índices de excelência e alcançaram o *Churn* "negativo" (processo de relacionamento gera mais pacientes do que perda) antes de partir para a escala. Portanto, se você pensa em criar um negócio realmente grande, sem limite de crescimento, pense em oferecer uma experiência tão fantástica para seus clientes que seja realmente memorável. Esse é o caminho das grandes empresas de sucesso.

É simples? Claro que não. No entanto, com esses passos e com os processos de manutenção que vamos te ensinar agora, é possível que você chegue lá com maior velocidade.

Processo de produção de conteúdo para atração

Como você viu no início deste livro, a jornada do paciente durante agendamento de uma consulta passa por diferentes fases até que ele se sinta seguro em sua escolha e chegue no ponto de tomar uma ação definitiva.

Suponhamos que você recebe uma média de 5 ligações diárias em busca de seus serviços. Esse é o número de pessoas que, diariamente, atingiram essa etapa do funil da jornada de decisão.

Pense: se 5 pessoas chegaram até essa fase, o número de pessoas nas fases mais iniciais, todos os dias, é sempre absurdamente maior que esse. Estima-se que, para determinado serviço, em dado momento, apenas 3% de seu público-alvo está considerando tomar uma ação naquele tempo. Os 97% estão em fases anteriores ou ainda fora do funil.

Assim sendo, a forma mais efetiva para fazer com que essas pessoas se tornem seus clientes, no médio e longo prazo, é trazê-las o quanto antes para o contato com a sua comunicação.

Como você viu, investir em anúncios para toda essa parcela de interessados pode ser algo inviável se você está em uma cidade com 100 mil habitantes ou mais.

Nessas situações, é importante começar o quanto antes a criar um processo de comunicação com essa base. A melhor forma de fazer isso é com a produção de conteúdo. Essa é uma atividade que não vai dar retorno aparente no curto ou no médio prazo. Ela é exaustiva, mas necessária para reduzir sua necessidade de investimento e aumentar seus resultados no longo prazo.

É por isso que defendo a opinião de que toda clínica que possui a intenção de crescer e ser a referência em sua área de atuação deve manter um processo consistente de produção de conteúdos de topo de funil em sua especialidade.

Estou falando de conteúdos de interesse geral, com escrita nada técnica, focada no público leigo, que tira dúvidas extremamente simples de sua especialidade e chama a atenção. O ideal, inclusive, é que o profissional de saúde, ao ler o conteúdo, sinta que ele está simples demais.

O grande segredo de sucesso para manter esse processo ativo é ter um horário religioso na sua agenda semanal para executá-lo. O ideal é um ritmo de produção de dois artigos semanais, de no mínimo 500 palavras, como já conversamos.

Se sua rotina permite que essa seja uma atividade em sua agenda, estamos no melhor dos mundos. O ideal seria que todo profissional de saúde separasse esse tempo para compartilhar conhecimento útil com pacientes leigos, gerando mais visibilidade e atração de pacientes para a estrutura digital da clínica.

No entanto, se sua rotina não permite, é possível terceirizar essas atividades para jornalistas. Você pode até pensar que essa é uma tarefa impossível, afinal, jornalista algum vai conseguir atingir a profundidade que você consegue.

Mas é aí que mora o segredo: é exatamente isso que você deve buscar. A grande questão é levar uma comunicação de atração para um público leigo. E a internet possui uma infinidade de informações que servem de fonte para esses profissionais. Na enorme maioria das vezes, os conceitos estarão corretos. Em uma minoria, errados. Se você quiser ganhar eficiência e terceirizar a ação de redação, basta manter a rotina de revisar dois artigos de 500 palavras por semana e mudar o que estiver errado.

Para efeito de comparação, nesse ponto do livro, já escrevi mais de 38.000 palavras. Ler 1000 palavras por semana não é um trabalho tão grande, concorda? Quando você escolhe terceirizar a redação dos artigos, seu trabalho será bem reduzido e você ganha na linguagem mais acessível para o público final.

Mais importante do que quem escreve o conteúdo é a consistência com que ele é escrito e publicado (desde que seja um conteúdo original e que a curadoria seja feita por você, é claro). Por isso, eu sempre gosto de apresentar as alternativas existentes, pois, na prática, o que mais acontece é que a maior parte das pessoas começa a fazer, mas para logo depois.

O segredo das clínicas que crescem com auxílio dessa metodologia é a perenidade das ações. A consistência é fundamental e cada parada é penalizada.

Portanto, escolha seu caminho: ou reserve um horário religioso na sua agenda, ou terceirize a atividade para jornalistas.

Independentemente de sua escolha, não pare nunca. Esse é o segredo da garantia de sucesso dessas estratégias no longo prazo.

Assessoria de imprensa e foco também no *Offline*

Quando falamos em produção de conteúdo para atração de novos pacientes no universo digital, como você viu, o melhor lugar para se fazer isso é no seu Site e Blog.

No entanto, a produção de conteúdo pode também, depois que toda sua estrutura digital está montada, ser *Offline* ou em canais *Online* diferentes dos seus (ou seja, de terceiros).

Imagine publicar um artigo em um jornal de alta circulação em sua cidade? Ou um artigo em uma grande revista ou portal *Online*? Tudo isso pode reforçar sua estratégia digital, reforçar seu nome e potencializar seus resultados.

Empresas de assessoria de imprensa são especializadas em conectar bons assuntos com canais que precisam deles. No nosso caso, o seu blog será uma fonte inesgotável de bons assuntos para a saúde populacional geral. Portanto, contar com a ajuda de assessores de imprensa para aumentar a capilaridade de suas informações pode ser algo valioso, tanto no mundo *Online* quanto *Offline*.

No mundo *Offline*, você pode começar a usar estratégias em canais de alta circulação local. No entanto, se for optar por essas ações, certifique-se de que o custo está adequado. Se você conseguir realizar ações com custo similar, na internet, sempre prefira essa última em relação à primeira.

Isso se deve a dois fatores principais. O primeiro: quando *Online*, o conteúdo é perene. Estará lá, disponível para ser consultado, sempre que alguém buscar pelo assunto. Muito diferente de uma revista, que certamente vai parar no lixo, em determinado momento. O segundo: quando existem links espalhados na internet que referenciam o seu site e sua estrutura digital, ela fica automaticamente mais relevante. O nome de um link que leva um visitante para seu site é *Backlink*.

Esses links mostram para os algoritmos dos buscadores que as suas páginas estão sendo indicadas por outras páginas. E isso tende a aumentar a relevância de sua estrutura digital como um todo: algo como um aumento da sua autoridade digital. A tendência é que, com boa produção de conteúdo e bons links (links de sites de alto tráfego e boa reputação), seu resultado orgânico aumente com o tempo.

Portanto, sempre que possível, em reportagens para portais e jornais *Online*, peça para que os editores mantenham links para seu site e blog (e nunca apenas para redes sociais).

Investir nessas estratégias é algo que tende a consolidar seu nome, no longo prazo. A repercussão de curto prazo, no entanto, não costuma ser tão alta assim, mesmo para aqueles canais de alto tráfego. Isso acontece pois, mesmo nesses canais, a minoria da audiência está em fase de ação, na jornada de decisão.

Com isso em mente, sempre prefira se manter nas etapas de atenção, assimilação e arguição quando tiver a oportunidade de falar sobre sua clínica em veículos de maior circulação. Evite falar sobre agendar consultas ou consumir serviços. Dessa forma, você fala a língua de mais gente. O ideal é sempre fazer um convite para consumir mais conteúdos no Blog da sua clínica, que é extremamente relevante naquele assunto.

Esses conteúdos, portanto, tendem a criar funis adicionais e criam novos caminhos para que pacientes te encontrem, quando começarem a buscar pelo assunto em questão, também em outros lugares.

Processo de produção de conteúdo para relacionamento

Os conteúdos produzidos para atração de pacientes podem ser facilmente terceirizados. Os conteúdos para relacionamento com sua base de pacientes também.

Esse tipo de conteúdo é aquele focado mais em explicações de técnicas, tratamentos e inovações na sua área de atuação, bem como publicações diversas que sejam do interesse do seu público.

A grande função desse tipo de conteúdo é servir como ponto de contato entre você e sua base, reforçando sua imagem e te mantendo disponível, além de auxiliar no processo de reativação de pacientes desengajados.

Manter esse processo ativo vai garantir a potencialização das ações de retenção e fidelização de seus pacientes, de forma paralela às ações de seus atendentes. Ele também é uma excelente forma de aumentar a possibilidade de seus pacientes promotores divulgarem seu trabalho, através do compartilhamento desses conteúdos para amigos e familiares. Por esses motivos, dentre outros, esse tipo de conteúdo é fundamental para reduzir o custo da sua estratégia como um todo.

Um bom jeito de seguir o processo

Como falei anteriormente, ter sua base de pacientes categorizada em grandes grupos é uma boa prática. O cenário perfeito é aquele em que cada grupo recebe uma comunicação especializada e não genérica.

Por exemplo: no caso de um cardiologista, seria interessante que os pacientes com doenças valvulares, jovens, recebessem uma comunicação diferente daqueles pacientes mais idosos, com insuficiência cardíaca. As orientações são diferentes, o estilo de comunicação também.

Por isso, manter a rotina de classificar seus pacientes em categorias e grupos, a cada atendimento realizado, é importante. O ideal é que as fichas sejam marcadas com algum sistema de categorização. Recomendo o sistema que utilizamos com nossos clientes, que é o de Tags, ou Etiquetas.

Vamos imaginar que o cardiologista que acabei de citar tenha uma base de 10.000 pacientes, todos etiquetados com suas respectivas condições.

Seria bem simples, para ele, manter a rotina de semanalmente escrever um conteúdo específico para cada grupo focal (como, por exemplo, doenças valvulares, insuficiência cardíaca, hipertensos e dislipidêmicos, pacientes com história familiar positiva mas hígidos e pacientes diabéticos) e disparar essas informações para cada grupo, de forma específica.

Muito ruim seria se um grupo de diabéticos recebesse um conteúdo com informações para pacientes com doenças valvulares. Além de frustrar o paciente que abriu o e-mail esperando um conteúdo relevante para si, influencia a decisão de abertura dos e-mail seguintes também.

Este, como disse, é o cenário ideal, mas sei que pode ser impraticável para alguns. Na ausência de tempo disponível, procure sempre enviar mensagens com conteúdos sortidos, que atinja o maior número possível de pacientes. Assim, cada leitor interage, ou não, de acordo com sua necessidade e vontade. É preciso reforçar, no entanto, que esse tipo de estratégia gera menos resultados do que a primeira.

Independentemente de sua opção, considere adicionar esse processo às rotinas de sua clínica. Seus demais KPIs, de uma forma geral, agradecerão o gesto.

Processo de encantamento e experiências

Pode acontecer de seus demais processos estarem bem estruturados, já documentados e com execução plena, e ainda assim você não conseguir melhorar seus números (CAC, LTV, *Churn* e NPS). Se esse for o caso, você pode começar a adicionar processos auxiliares para te auxiliar nessa jornada.

Lembre-se da lógica: ao criar um processo, ele deve ter seu resultado mensurável e um consequente KPI atrelado. Se o KPI alterar, você deve tomar uma decisão (caso contrário, ele não é um KPI).

Para desenvolver esses processos auxiliares, parta da métrica a ser impactada. Suponhamos que seu foco seja aumentar o seu NPS.

Para descobrir uma maneira de fazer, você decide, então, fazer um exercício colaborativo em sua clínica, com seus funcionários, para levantar hipóteses de testes. Um de seus colaboradores sugere uma ação, simples, que é enviar uma carta escrita para os pacientes que se consultam mais regularmente na clínica, e que são neutros, agradecendo pela confiança e com um cartão fidelidade que dá direito a estacionamento gratuito quando ele retornar à clínica.

Por mais que você ache a ideia tola ou que discorde de sua efetividade, não descarte qualquer hipótese em um primeiro momento. Sempre estimule seus funcionários a implementarem testes e medirem resultados. Pode ser, voltando ao exemplo, que os cartões fidelidade façam com que alguns pacientes neutros comecem a dar notas mais altas em suas avaliações, fazendo com que o seu investimento retorne em aumento das taxas de promotores e indicações.

Uma forma de testar a hipótese levantada pelo funcionário é ter um grupo de controle e um grupo de teste. Essa é uma metodologia segura para testes porque evita que você caia em viés de análise. No seu primeiro teste, você vai chegar à conclusão que fazer tudo isso dá muito trabalho. No entanto, você deve engajar seus colaboradores na essência do método para que isso se torne uma atividade deles. Delegue a responsabilidade com o passar do tempo e engaje seu time na melhoria dos números. Envolva-os com as metas e as métricas. Esse será um desafio bem interessante para eles.

O objetivo é tentar chegar a processos que realmente possuam um bom custo benefício. Portanto, o *Brainstorm* pode ser fundamental para levantar ideias que gerem o maior impacto com o menor esforço e custo possível. Sempre comece por essas.

Uma vez que as ações básicas foram feitas, comece a sofisticar.

Dê passos maiores e busque sempre valorizar seus clientes promotores. Que tal um jantar para seus melhores clientes, uma vez por ano? Ou quem sabe uma consulta gratuita? Ou, ainda, um presente com um cartão agradecendo pelos anos de cumplicidade e confiança?

Tudo o que tiver potencial de melhorar a métrica em questão deve ser testado. O ideal é que você busque sempre associar sua marca a experiências marcantes, e não apenas a presentes e objetos aleatórios, por mais caros que sejam.

Veja bem: uma coisa é receber uma bolsa de presente de um dermatologista. Outra coisa completamente diferente é ganhar um espelho de bancada, com iluminação, e personalizado pela clínica para aquele paciente: uma lembrança diária daquele profissional, no momento exato que aquela pessoa está envolvida justamente com os cuidados com a pele.

Você precisa fazer isso para todos os pacientes da clínica? Obviamente não. No entanto, você vai perceber, ao longo do tempo, que mesmo dentro do grupo de clientes promotores existem os mais e os menos engajados. Você provavelmente consegue identificar um seleto grupo de pacientes que é responsável por mais de 80% das indicações e recomendações dos seus serviços. É neles que você deve focar.

Como dica, sempre oriento as clínicas a começarem escolhendo os 5 pacientes mais promotores que receberão um tratamento diferenciado dos demais, dali pra frente.

Anote isso: o seu melhor cliente é o que deve receber seu maior esforço. A maioria das empresas e negócios faz justamente o contrário: gasta tempo e dinheiro investindo em quem raramente vai ter sucesso com uma marca.

Processo de criação de audiência

Quando expliquei sobre funil e jornada de decisão do paciente, você entendeu que a maior parcela dos seus possíveis clientes ainda não estão em fase de tomada de decisão à respeito de serviços como o seu, certo?

No entanto, a transição digital abriu portas que antes não existiam. Hoje, qualquer pessoa, com um dispositivo qualquer com acesso à internet, consegue gerar impacto e ser relevante.

A tecnologia tirou da mão de grandes monopólios o controle das audiências. Antigamente, apenas as grandes emissoras de TV, operadoras de rádio e editoras por trás de jornais e revistas de grande circulação conseguiam levar mensagens em massa para suas grandes audiências. Hoje, elas disputam espaço com *Youtubers* e com todas as demais pessoas que produzem conteúdos relevantes para nichos, que ganham a atenção constante de possíveis clientes.

A atenção dos possíveis consumidores passa a ser o maior troféu de qualquer marca. E essa atenção está sendo disputada com unhas e dentes por cada vez mais empresas que se atentam para esse fato.

Essa situação não poderia se desdobrar de forma diferente para a sua clínica. Aliás, como você está inserido no mercado de saúde, você ainda tem algumas vantagens.

Seus possíveis clientes muito provavelmente possuem algo em comum: eventualmente eles sentirão, de forma espontânea, a necessidade de consumir os seus serviços, mesmo sem impacto de publicidade. E farão isso apenas porque começaram a notar alguns sintomas ou a se preocupar com determinadas condições de saúde.

Esses possíveis clientes eventualmente tomarão uma decisão à respeito de qual serviço de saúde, na sua especialidade e região, devem consumir. Portanto, é pouco inteligente que sua estratégia de comunicação seja válida apenas para aquelas pessoas que já se decidiram consultar com você.

Se uma marca consegue criar uma estratégia de comunicação que envolve os potenciais clientes em etapas anteriores à necessidade de consumo de serviços, ela sai muito na frente da concorrência, afinal, ela tem a chance de construir sua imagem de forma mais cadenciada e menos invasiva. Ela se torna parte da vida do público alvo sem ser irritante e de forma orgânica.

Por isso, quando seus processos estiverem estruturados e quando a máquina começar a rodar, é interessante começar a pensar em expandir seu impacto para os seus futuros possíveis pacientes, meses ou anos antes do momento em que terão necessidade pelos seus serviços.

Criar uma audiência fiel não é algo simples, mas pode te gerar resultados extraordinários, te fazendo alcançar um patamar, às vezes, inimaginável.

Claramente, existem desafios e possíveis problemas nesse percurso. O principal deles é ser trivial demais e pouco útil para um segmento importante. Criar uma audiência é algo que precisa ser pensado com calma para que sua clínica não seja irrelevante.

Não consigo imaginar algo mais irritante (pensando como paciente alvo) do que uma clínica que mantém sua comunicação sempre focada em falar sobre problemas de saúde e tratamentos que realiza. É improvável que essa clínica consiga uma audiência fiel, que não seja uma formada exclusivamente por hipocondríacos.

Do outro lado da balança, já acordamos que seria interessante que essa clínica conseguisse ser impactante e relevante o suficiente para aquela parcela de pacientes que um dia precisarão de seus serviços.

Temos uma situação aparentemente conflitante, mas que pode ser resolvida com um pouco de criatividade, na maior parte das vezes.

Para conseguir criar uma audiência, é preciso ser relevante. Para ser relevante, é preciso ser um pouco mais diverso em formas e específico em conteúdos.

Pense nas grandes emissoras de televisão. A maior parte da receita dessas empresas vem de venda de espaço de publicidade. No entanto, para que elas consigam audiência, ao longo dos anos elas tentam uma diversidade de formas e conteúdos diferentes, porém específicos, para seus diferentes públicos.

Quanto mais ampla a audiência, mais diversificada a programação, afinal, ela precisa atingir e ser específica para crianças, adultos e idosos. Isso gera uma complexidade de comunicação alta, pois precisa impactar todos esses públicos. Isso costuma ser caro.

Quanto mais segmentada ou específica a audiência, mais as emissoras conseguem ter uma grade homogênea. Isso gera mais facilidade de criação dos processos e uma complexidade menor, pois o foco é um só.

O ponto principal é entender qual seria a audiência ideal para o seu negócio, que seja relevante em volume, mas específica o suficiente para te permitir uma comunicação mais assertiva. Vou te explicar como isso é importante e como gera uma grande diferença de estratégia.

Descobrindo sua audiência ideal

Suponhamos que uma clínica seja especializada em endocrinologia. A base de pacientes dessa clínica é bem dividida entre obesos, diabéticos e pacientes com alterações de tireoide.

A maior parte das clínicas como essa tentaria abordar todos esses grupos em seus canais de comunicação. No entanto, ao fazer isso, essa comunicação acabaria por se tornar muito pouco específica para qualquer um de seus grupos de público. Seria o clássico exemplo de clínicas que falam de tudo, mas não prendem a atenção de ninguém.

Além disso, a competição pela atenção desses possíveis pacientes também seria alta. Afinal, estamos falando de competir praticamente com todos os canais que falam da saúde em geral. Quando o assunto é tão amplo, você pode apostar que existirão canais com melhor qualidade de informações desse tipo, para o consumo do público, do que o dessa clínica.

Nesse exemplo, teríamos uma clínica com dificuldade de crescimento de audiência, pela pouca especificidade.

Uma forma de resolver esse problema é focar em nichos específicos e aumentar a autoridade e relevância para aquele grupo focal. E só depois de alcançar a relevância naquele grupo, partir para os próximos.

Para seguir esse caminho, essa clínica poderia adotar uma estratégia de comunicação extremamente específica para o público que possui maior representatividade nos atendimentos e que gera maior retorno financeiro ou pessoal para os profissionais envolvidos. Suponhamos que, nesse exemplo, sejam os pacientes obesos.

Se a estratégia de comunicação dessa clínica fosse específica para os obesos, o que aconteceria é que, ao mesmo tempo, aumentaria a qualidade do canal para o público focal e deixaria de fazer tanto sentido para os demais segmentos. Com tanta especificidade, é possível que esses pacientes obesos não encontrem uma fonte melhor de conteúdos do que o daquela clínica, que tem sua comunicação extremamente focada na realidade desses pacientes.

Nesse último cenário, é certo que haveria uma queda inicial da audiência. No entanto, a velocidade de crescimento seria maior naquele nicho. Quando isso acontece, o canal deixa de ser apenas uma fonte de consumo, mas também passa a ser a referência para aquele assunto. A audiência gerada, nesse segmento específico, faria com que a demanda dos obesos para os serviços da clínica aumentasse, no médio e longo prazo.

Na maior parte dos segmentos, focar a estratégia de crescimento em nichos aumenta a velocidade de criação da audiência, de forma contrária ao que a maior parte das pessoas imagina.

Mas e os demais pacientes?

O interessante é que não necessariamente a clínica precisa parar de atender os demais pacientes. Ela apenas escolhe o melhor caminho para começar. Quando a audiência entre os obesos for mais forte e relevante, ela pode facilmente criar outras linhas de comunicação paralelas focadas nos demais nichos de interesse.

Não existe um formato correto de atuação. No entanto, é bom fazer um planejamento sólido para focar na audiência ideal para o seu negócio. Quando não há foco, é bem mais difícil conseguir relevância.

A regra de ouro é ser impactante e específico para a maior parte do público alvo, na maior parte do tempo. Se você consegue imaginar uma linha de comunicação que consiga ser seguida no longo prazo e que pode ser relevante para todos os seus pacientes, teste. Porém, é bem mais provável que você consiga mais relevância ao focar em um público mais específico.

Para ser relevante é preciso sair do óbvio

Com tantos canais disputando a atenção das pessoas que compõem o seu público, é possível que você precise lançar mão de um pouco de criatividade. Veja alguns exemplos a seguir.

Um obstetra com um canal para grávidas é óbvio, certo? As dicas, eventualmente, acabarão e o conteúdo se tornará cansativo. Por outro lado, um obstetra que tem um canal focado em assuntos gerais de interesse de mulheres jovens (como conciliar carreira e maternidade), com algumas pitadas específicas para grávidas, já não é tão óbvio assim. Os assuntos são infinitos e as possibilidades inúmeras.

Um urologista que fala sobre prevenção de câncer de próstata? Óbvio. Já não é óbvio um urologista que fala sobre situações cotidianas na vida de um homem de meia idade. Nesse caso, também, os assuntos não terminam e geram mais interesse.

Um oftalmologista que fala sobre problemas de visão é algo óbvio. Um oftalmologista que fala sobre os pequenos prazeres de uma boa visão, nos momentos do dia a dia de nossa vida, não.

Um cirurgião plástico que fala sobre cirurgias e estética é óbvio. Um cirurgião plástico que fala sobre autoconfiança e autoestima, não.

Um nutrólogo falando sobre dietas é óbvio. Um nutrólogo que fala sobre gastronomia e, eventualmente, intercala com informações relevantes sobre alguns ingredientes, não.

Um cardiologista que fala sobre problemas do coração é óbvio. Um cardiologista que fala sobre churrasco e cervejas artesanais, intercalando com dicas para manter o peso e criar uma rotina saudável, não.

Em algumas especialidades, é fácil criar um contexto mais adequado, como alguns desses que citei, que vão te permitir ter relevância e assunto para o longo prazo, sempre fazendo sentido para o contexto do seu negócio.

Em outras especialidades, esse processo será um pouco mais desafiador, mas nunca impossível. O exercício é pensar bastante e só começar quando você tiver uma estratégia que possa te trazer bons resultados e perenidade de longo prazo, sendo bem específica para que alguém realmente queira te dar a atenção.

Ampulheta perfeita do Marketing 4.0

Ao longo de toda a nossa conversa, trouxe conceitos e falei sobre o funil e a jornada do paciente. É muito importante ter isso claro porque sempre existe uma perda de uma etapa para a outra, conforme os indivíduos avançam no processo de entendimento de seus problemas.

O conceito de funil diz que a parcela de pessoas que resolve buscar mais informações sobre um determinado assunto (assimilação) sempre será menor do que a de pessoas que tiveram sua atenção chamada (atenção).

Da mesma forma, a parcela dos que decidem encontrar respostas sobre os serviços (arguição) será menor do que a parcela que busca informações (assimilação).

Daí pra frente, porém, nem sempre essa regra é uma verdade. Veja bem: é possível que um número maior de pessoas ligue para agendar consultas (ação) do que o número de pessoas que precisa buscar mais informações para arguir e entender melhor seus serviços (arguição). Para isso, bastaria que sua marca fosse forte o suficiente para que as pessoas sentissem segurança em agendar com você sem sequer questionar os seus procedimentos operacionais, por exemplo.

E o próximo passo também é verdade: é possível que seu número de promotores da marca (apologia) seja maior que o próprio número de pacientes que se consultam com você (ação).

Como? Pense em uma marca de maior expressividade, pode ser a *Apple*, novamente.

A *Apple* chama a atenção de muita gente, todos os dias. Algumas pessoas assimilam melhor aqueles produtos e serviços. Desses, uma parcela menor tira dúvidas e busca informações mais específicas.

No entanto, é possível que uma parcela maior de pessoas compre os aparelhos da *Apple* do que aquela parcela que vai até as lojas para tirar suas dúvidas pessoalmente ou em canais de atendimento da empresa. A marca é famosa o suficiente para que mais pessoas tomem ação sem precisar questionar.

Ainda, existem diversas pessoas que possuem a *Apple* como referência para determinados assuntos, mesmo sem nunca terem consumido aqueles produtos. Veja bem: é bem possível que alguém receba uma recomendação para comprar um *iPhone* de uma pessoa que nunca tenha tido um *iPhone* na vida.

Esse formato se parece bem mais com uma ampulheta do que com um funil tradicional (afunila até a etapa de arguição, mas depois abre novamente até a etapa de apologia).

A ampulheta perfeita é aquela em que todos que possuem a atenção chamada, mesmo que nem tenham interesse em assimilar o assunto, já estão compartilhando o conteúdo da marca.

Esse é o cenário ideal que você deve buscar. Mais gente indicando seus serviços e promovendo sua marca do que só aqueles que se consultaram com você.

Una-se a causas compartilháveis

No passado, era bem improvável que tudo isso acontecesse. No entanto essa é uma possibilidade presente, ainda mais quando se cria uma audiência grande e quando se tem muitos promotores em sua base de pacientes.

Essa conjuntura fará com que sua marca viva momentos como esse. Você vai começar a notar que pessoas que sequer tenham se consultado com você, por conta de um alto engajamento com seus conteúdos e dos pacientes promotores que você tem, comecem a te indicar para amigos e familiares que possuam problemas que sua clínica endereça.

Esse cenário fará com que sua marca ganhe ainda mais escala, força e segurança no mercado. Quando sua audiência cresce e você consegue criar uma imagem forte, esse é o caminho natural que as coisas irão tomar.

Se torna extremamente importante, então, que você construa sua presença e a sua marca em torno de algo que mereça ser compartilhado e que transcenda os próprios serviços oferecidos pela sua clínica.

Deixei para explicar isso no final do livro, pois acredito ser a parte principal de todo esse conteúdo e de todas essas estratégias.

No Marketing 1.0, o foco era o produto. As campanhas eram direcionadas para venda de benefícios específicos daqueles produtos. Foi nesse contexto que nasceu o marketing.

O Marketing 2.0 foi aquele que passou a entender que pessoas diferentes precisam de mensagens diferentes. Houve uma mudança de postura das empresas para levar mensagens mais personalizadas para públicos-alvo diferentes. O Marketing 2.0 tinha o foco no público, porém como mero componente demográfico endereçável.

No Marketing 3.0, as marcas entenderam que seu foco deveria estar mais associado ao ser humano, de uma forma geral. O ser humano possui valores, compartilha ideias e emoções. As marcas se aproximaram de algo mais humano.

Nesse ponto, um fenômeno bem importante começou a ser notado: as pessoas começaram a criar uma conexão com as marcas que transcende os produtos. As marcas defendem causas e são responsáveis socialmente pelo impacto que geram, tanto para o bem quanto para o mal.

Poucas pessoas se sentiriam bem consumindo serviços de uma marca associada ao preconceito ou ao trabalho escravo. Muitas pessoas se sentem bem consumindo serviços de marcas que se engajam com causas ambientais ou com a defesa de uma minoria explorada.

Quando o marketing evoluiu para sua transição digital, no Marketing 4.0, esses pontos tiveram um alcance ainda maior, pela facilidade promovida pelo universo online. Tudo ficou mais evidente.

A grande verdade, no fim das contas, é que as marcas passaram a ser expostas da forma como realmente são: humanas.

Humanos erram, isso é natural.

As pessoas toleram erros de marcas. O que elas não toleram é a arrogância. As pessoas toleram uma comunicação falha. Elas não toleram a ausência de um pedido de desculpas. As pessoas toleram um erro individual de um funcionário que gera um impacto absurdo, como em uma situação de preconceito. Elas não toleram uma marca que se cala frente a esse fato.

Portanto, é fundamental dar um pouco mais de vida para sua marca. Você não precisa defender todas as causas. Mas pode levantar a bandeira de algumas. Você não precisa ser unânime entre as pessoas e com seu comportamento. Mas você pode ter valores bem explícitos e defendê-los acima de tudo.

Associe-se a causas compartilháveis e crie sua própria bandeira. Compartilhe seu propósito. As pessoas querem se unir a marcas e empresas que vão deixar um rastro positivo no mundo.

Por outro lado, com maior exposição e abertura, com mais vida e com valores mais claros, sua marca certamente deixará de agradar a todos.

E, para piorar, com o aumento da audiência é bem provável que você seja vítima de seu tamanho: quando não é mais possível controlar o que é dito sobre você, serão os seus valores e a solidez do que você criou que vão te manter no rumo correto. Será sua base de pacientes promotores que vai te defender onde seu nome estiver.

Quer um exemplo? Te dou o mais próximo a mim.

Como aconteceu no iMedicina

Quando a criamos, meu sócio e eu fazíamos reuniões extremamente longas para decidirmos qual era a empresa que gostaríamos de criar. Ele tinha algumas opiniões, e eu, outras. Nós viemos de realidades muito diferentes, com vivências e experiências muito distintas. Isso tornava tudo mais complexo.

Por outro lado, compartilhávamos alguns sonhos e valores que fazíamos muita questão de manter em nossa empresa.

Nosso grande sonho era, e ainda é, o de transformar a vida das pessoas com mais informações confiáveis de saúde. Sonhamos em criar uma plataforma em que pacientes consumirão informações de saúde diretamente dos profissionais que os atendem. Sonhamos em criar o portal mais confiável do mundo para busca de informações de saúde com curadoria técnica. Isso nos move.

Para chegar nesse objetivo, queremos entregar a melhor plataforma para profissionais de saúde conseguirem atuar nos três principais pilares que consideramos fundamentais para qualquer consultório: atração de pacientes, atendimento centrado no cliente e relacionamento com sua base.

A troca que propomos é a seguinte: nós ajudamos os profissionais a conseguirem melhores resultados, negócios mais eficientes e mais qualidade de vida; os profissionais nos ajudam a realizar nosso grande sonho. Como eles fazem isso? Publicando conteúdos de sua especialidade para mais pacientes serem impactados.

Temos um modelo de negócios que é ganha-ganha-ganha, ou seja: ganham os pacientes, em primeiro lugar, ganham os nossos clientes e ganhamos nós.

Além deste sonho, temos também alguns valores em comum: somos éticos, justos e ponderados. Queríamos criar um negócio que mantivesse esses princípios acima de tudo e de todos.

Quando começamos a atuar, tínhamos uma certa dificuldade operacional, pelo baixo investimento. A primeira versão de nosso produto, que foi ao ar em testes Beta, tinha vários problemas. Algumas das questões que gostaríamos de entregar com mais eficiência, às vezes, apresentavam falhas.

E fomos justos: sempre que nossos clientes Beta tiveram prejuízos, assumimos a falha, e muitas vezes ressarcimos valores quando não existia mais o que ser feito, além de um grande pedido de desculpas.

No entanto, se eu pensasse em fechar a empresa todas as vezes que recebi uma crítica, não teríamos dado nem o segundo passo.

As pessoas solicitavam melhorias. Nós nos empenhávamos em melhorar nossos processos e produtos. E avançávamos. Com justiça, ponderação e ética.

Em determinada altura começamos a crescer e resolver problemas maiores e com mais eficiência. O time cresceu. Sentimos necessidade de começar a documentar os valores que guiavam a nossa empresa, para que os novos colaboradores seguissem os mesmos princípios compartilhados por nós, fundadores.

O processo de seleção de novos funcionários era feito com base na avaliação desses valores. Nos treinamentos, sempre falávamos sobre eles. E, eventualmente, as situações da vida nos colocavam à prova.

Nessa época, me lembro bem de uma determinada ocasião. Um de nossos clientes insistiu para que nosso time realizasse uma determinada campanha para atração de pacientes que fugia por completo a ética profissional. Nessa campanha, ele queria ir contra todos os princípios éticos e se comparar com serviços concorrentes, convencendo os pacientes de que o dele era a melhor escolha, de uma forma bem agressiva.

As pessoas que lidavam com a conta daquele cliente se viam em uma situação delicada: se por um lado orientamos nossos colaboradores a colocarem seu foco total na boa experiência de nossos clientes, por outro, temos valores superiores que regem a forma como fazemos as coisas por aqui.

Em uma situação habitual, em uma empresa sem vida e que está simplesmente de passagem pelo mundo, aquele pedido seria prontamente realizado. Mas não pelo nosso time. Nossos valores são tão firmes e sólidos que nossos colaboradores sequer se sentiram na obrigação de compartilhar com os gestores aquela situação. Se posicionaram da maneira como nós, fundadores, nos posicionaríamos: nossa empresa preza pela ética e não faremos ações que consideramos antiéticas.

O cliente travou uma verdadeira guerra com o atendente e solicitou que a gerência fosse envolvida. Nada mudou. Eu tomei conhecimento do caso através de uma discussão fervorosa em uma rede social, quando aquele cliente deixou um comentário extremamente ofensivo sobre a péssima qualidade de nossos serviços e sua insatisfação, em uma publicação de nossa página.

Para minha surpresa, vários de nossos clientes entraram na conversa, defendendo a nossa postura ética e colocando alguns pingos nos is que eram falaciosos. O assunto tomou uma proporção razoável, mas que gerou mais retorno do que prejuízo: várias pessoas nos conheceram dessa forma e gostaram da defesa de nossos clientes em relação ao nosso trabalho.

Senti orgulho do meu time, que tomou a decisão que até hoje considero acertada. Senti orgulho também dos nossos clientes, que realmente se conectaram com nosso propósito de levar informações de saúde para pacientes.

Não estou dizendo que o iMedicina é uma empresa perfeita. Isso não é verdade e, provavelmente, nunca será. No entanto, temos um propósito grande e que nos move, queremos crescer e gerar mais impacto, e isso significa que nem sempre seremos unânimes.

Nem sempre as pessoas concordarão com as formas através das quais nós fazemos algumas coisas. E isso não tem problema. A cada *feedback* vamos nos certificar de que nosso processo irá melhorar, mas nem sempre compartilharemos determinados valores com nossos clientes. E não existirá problema algum quando esses clientes buscarem outros serviços, que compartilhem valores importantes para eles, para resolverem seus problemas.

Quando isso acontece, não é desvantagem: estamos aumentando nossa audiência no público que valoriza essa postura e reduzindo a audiência no público que não valoriza.

O mesmo deve acontecer em sua clínica

É preciso que ela tenha vida, que seja humana. É preciso que você crie um exército de pessoas que realmente se conectam com sua marca e que compartilham dos seus valores e sonhos.

Quando você é apenas uma clínica que presta serviços de saúde, fica complexo conseguir criar essa legião. Quando você se torna parte da sua comunidade e lidera movimentos de sua área e interesse, tudo muda.

Quando você se posiciona dessa maneira, vai perceber que seus clientes se sentirão muito mais próximos e engajados com você e com sua empresa. Quando você é movido por um propósito forte e que impacta a sociedade, é improvável que sua clínica não ganhe força e audiência qualificada, engajada.

É natural do universo digital que o confronto aconteça. As pessoas estão a apenas algumas teclas de distância de externalizar seus sentimentos e frustrações. Mesmo uma clínica com NPS de 90 terá seu percentual de detratores. Isso é inevitável.

Mas se você é um bom profissional e entende que está fazendo um serviço de qualidade por seus pacientes, você não deve se preocupar com a repercussão negativa de determinada ação. Você deve sim ser cuidadoso e fazer tudo o que é possível para minimizar o alcance e o estrago de algum passo em falso. Ainda, se a situação for inverídica, deve sim buscar apoio jurídico para enfrentar a questão. Mas não deve deixar de realizar suas ações por medo de repercussão negativa.

Sempre existirá uma enorme parcela de seus pacientes que vão te defender com unhas e dentes mesmo nessas situações. Esses eventos vão te aproximar de sua base de pacientes, afinal, sofrimento é também um sentimento humano.

Não deve existir vergonha com uma exposição indevida. Toda história tem dois lados. Se você possui valores fortes e está comprometido em criar um serviço de excelência, escutando seus pacientes quando apontam as suas falhas e agindo para melhorar a cada dia, apoiado em valores sólidos e causas fortes, não existe outro caminho a não ser o crescimento saudável do seu negócio, com a criação de uma base de clientes verdadeiramente unida à sua clínica, por sinergia de valores, pensamentos e atitudes.

Veja mais um exemplo prático.

Revertendo uma situação negativa

Recentemente um de nossos clientes passou por uma situação bem peculiar. Trata-se de um oncologista que estava seguindo em seu caminho de criação de audiência, levando muitas informações úteis para que pacientes tivessem melhor entendimento do que é o câncer e tudo o que poderiam fazer para evitá-lo ou ter um diagnóstico mais rápido e suave. A causa é forte e muito nobre.

Com maior visibilidade, no entanto, ele também virou alvo.

Um suposto arquivo de áudio desse profissional circulou em todas as redes sociais, com alcance nacional. O áudio falacioso dizia que a graviola era uma suposta fruta que curava o câncer. Tudo isso com o suposto endosso desse profissional. Era tudo mentira. No entanto, ele recebeu uma chuva de ofensas e comentários negativos de colegas e de outros pacientes, sem sequer conseguir um direito de resposta em tempo hábil.

A situação perdurou por meses. Desde o primeiro momento, ele se posicionou de forma enfática: gravou um vídeo comentando sobre o vazamento do áudio falacioso com seu nome, desmentindo tudo sobre aquilo. E reforçava seu posicionamento ético, com muita segurança em sua fala. Quem o conhecia, o defendia. Com pouco tempo, os defensores cresceram tanto que ficaram maiores que os detratores.

O dano se conteve, mas o assunto "graviola e câncer" gera repercussão até hoje. Como a internet é perene e como os assuntos ganham mais relevância quanto mais são citados, isso acabou tendo um efeito benéfico muito maior para sua causa.

Quando as pessoas pesquisam sobre a graviola no tratamento do câncer, acabam chegando até as páginas desse profissional, que explicam a mentira.

Ou seja: além de ter conseguido controlar a situação, ele conseguiu corrigir o caminho do mal de vários pacientes que buscam por esse tipo de conteúdo por aí.

Isso repercutiu até ser motivo de uma matéria no Fantástico, programa no horário nobre da TV de maior audiência no Brasil, a Globo.

Lá, ele teve a oportunidade de desmentir, em rede nacional, a questão. E o efeito final foi muito mais forte: ele conseguiu um alcance muito maior com a informação correta do que com a falaciosa. E, por essas e outras, ele tem se tornado uma referência cada vez maior no assunto que se propôs a defender: ser o suporte do paciente com câncer.

Portanto, não tenha medo de se posicionar e de associar seu nome com causas que merecem ser compartilhadas. Mesmo que você encontre detratores no meio da jornada, esse comportamento tende a ser muito mais benéfico do que maléfico no longo prazo.

A partir de agora, vamos falar mais profundamente sobre alguns pontos que abordamos de forma muito superficial até agora, mas que vão fazer toda a liga entre seus serviços, seus clientes, sua audiência e você.

Parte 6: Cultura, Visão, Valores e Propósito

Seja bem-vindo à parte mais importante desse livro. O que você lerá aqui não é novidade. Mas essas são as ações que mais impactarão seu crescimento pessoal e, também, o crescimento do seu negócio.

Muita gente negligencia essas definições estratégicas por não entenderem a importância que elas possuem para o desempenho de uma empresa.

Recentemente tive a oportunidade de participar, pela Endeavor de Minas Gerais, do programa Scale-up. Nesse programa, participei de riquíssimas rodas de discussão com empreendedores de alto impacto de outras 20 empresas de alto crescimento do estado. Esses encontros tinham como pauta os pontos principais que influenciam o crescimento das empresas.

Para minha surpresa, em quase todos os encontros, seja naqueles que discutíamos sobre marketing e vendas, seja naqueles que falávamos sobre internacionalização de negócios, o tema "cultura empresarial" e "propósito" sempre vinham à tona.

Comecei a perceber que aquelas empresas que eu tanto admirava possuíam uma coisa muito importante em comum: sonhos de alto impacto, não apenas para o negócio, mas para a sociedade.

E essa questão, aparentemente simples, faz uma enorme diferença.

Pense bem: ninguém gosta de trabalhar para uma causa que não faz sentido. Ninguém gosta de se associar a causas de baixo impacto. Ninguém se importa com negócios que só querem crescimento a todo custo.

Empresas que pensam pequeno ou que se importam pouco com seu impacto social acabam atraindo menos clientes e colaboradores menos engajados.

Os negócios precisam de um pouco mais de vida e ambição positiva, como já conversamos. As pessoas querem apoiar causas, não negócios. As pessoas querem se conectar com gente transformadora, não com pessoas egoístas.

Para que sua clínica consiga se posicionar como uma empresa viva, que dá orgulho de ser compartilhada, é importante que você incuta em seu negócio os valores e o propósito que certamente também te movem. Clínicas digitais fazem isso com maestria.

Para começar, alguns exercícios

Quase todas as pessoas conseguem responder com rapidez a seguinte pergunta: "O que você faz?". Nem todas conseguem explicar tão rapidamente a seguinte pergunta: "Como você faz?". A minoria tem na ponta da língua a resposta para esta: "Por que você faz?".

Nesse momento, complete as frases abaixo:

"Eu faço o que faço porque_____.

Eu acordo todos os dias para trabalhar porque _____.

Eu tenho a minha clínica porque_____."

A resposta dessas perguntas diz muito sobre o tamanho da empresa ou da clínica que você quer criar. A resposta dessas perguntas diz muito sobre o tamanho das causas que você quer defender.

E note que não há nada de errado em criar empresas pequenas ou defender causas específicas, de baixo impacto. Mas é importante ter em mente que, se esse é seu objetivo, é bem difícil que você consiga criar uma grande audiência em torno do seu nome e que você tenha grandes resultados.

Tudo funciona em conjunto

Certa vez fomos questionados por um determinado cliente sobre a crescente dificuldade que ele enfrentava com as estratégias de captação de novos clientes em seu consultório. Segundo ele, estava acontecendo uma queda dos resultados, a despeito da manutenção dos investimentos.

Quando mergulhamos um pouco mais para entender a causa raiz, chegamos a um NPS em queda. Percebemos uma enorme insatisfação dos pacientes com o processo de atendimento e pré-consulta. O cliente não estava fazendo qualquer tipo de ação de pós-consulta. E, para piorar, estava extremamente ativo em suas redes sociais compartilhando causas pouco populares e polêmicas, certamente não compartilhadas pela maior parte das pessoas.

Os resultados estavam obviamente baixos. Esse é o exemplo clássico de um negócio que considero egoísta e que defende pequenas causas. Esse tipo de negócio terá grande dificuldade de crescimento, seja porque atrai funcionários que também se comportam dessa maneira seja porque afastam os pacientes que querem se conectar com empresas que são maiores do que isso.

Nem sempre é fácil enxergar que o problema está conosco. É extremamente simples terceirizar a responsabilidade do problema para fornecedores. No entanto, percebi, ao longo dos anos, que as melhores clínicas e consultórios que conheci são aquelas que não buscam culpados para problemas, mas sim, soluções para os problemas.

Quando os profissionais estão dispostos a falar abertamente sobre os processos e pontos de melhoria, tudo costuma ficar bem mais simples. Essas clínicas, de uma forma geral, costumam ser as mesmas que querem deixar um impacto e fazer uma troca mais justa com a sociedade. Costuma partir delas a participação em causas de impacto social. Costuma partir dessas clínicas o incômodo com a baixa geração de audiência.

Transforme sua clínica em uma empresa viva

A grande diferença desses serviços para os primeiros, que apenas reclamam e terceirizam a responsabilidade, é que eles internalizaram o propósito principal que move seu negócio. Essas clínicas são proativas na busca de melhoria contínua e não se contentam com processos falhos. Elas fazem isso não por causa de dinheiro, mas porque querem impactar as pessoas.

Elas estão dispostas a se envolver com seus pacientes e defender causas que importam. Elas atendem de forma encantadora porque amam o que fazem. Os pacientes, por sua vez, sentem a energia e desejam se conectar com aquelas causas. Colaboradores se sentem participantes de um processo transformador maior e trabalham com mais paixão.

Quando você tem um propósito pequeno e defende uma causa egoísta, é improvável que você consiga criar uma empresa de ponta.

Seus funcionários irão te boicotar, afinal, é tudo pelo dinheiro. Seus pacientes irão te boicotar, afinal, eles são apenas mais um registro em uma base. Seus fornecedores vão te deixar na mão, afinal, você será apenas mais um que cobra resultados mas não se compromete com as mudanças.

Desconheço uma empresa que tenha criado um negócio de altíssimo impacto sem realmente se importar com as causas que defendem e sem realmente empenhar suor e sangue na execução perfeita de suas ações. Desconheço uma empresa que tenha criado um negócio de alto impacto terceirizando a própria responsabilidade pela satisfação de seus clientes e de sua audiência para fornecedores.

O *Google* não quer ser um bom buscador. Isso não atrai bons engenheiros. Ele quer organizar todas as informações que existem no mundo da maneira mais inteligente possível.

A *Apple* não quer ser uma boa empresa de produtos de tecnologia. Isso não atrai bons tecnólogos. Ela quer criar os equipamentos mais bonitos, eficientes e fáceis de usar para que mais pessoas consigam usar a tecnologia para levar uma vida melhor. Isso os atrai.

A *Amazon* não quer criar uma loja grande. Isso não é desafiador o suficiente. Ela quer criar uma loja que contém tudo. Isso é muito desafiador. Essa é uma causa pela qual várias pessoas se interessam em dedicar suas vidas.

É por isso que essas empresas não são pequenas. Elas não seriam pequenas nem se quisessem: elas jamais conseguiriam. É provável que nem os clientes deixariam que essas empresas permanecessem pequenas. Eles falariam tão bem desses negócios para seus amigos e familiares que tornaria a vida dessas empresas um inferno caso não atendessem essas pessoas também.

Quando você tem claro o seu propósito e o que te move a fazer o que você faz, fica simples partir para os próximos passos. Quando esse propósito gera uma visão de evolução de negócio compatível com suas ambições pessoais, fica simples medir o tamanho do esforço necessário para chegar lá e o tamanho das ações que se farão necessárias.

O tamanho do sonho pouco importa

Se você quer criar uma clínica média, que não precisa faturar tão alto assim, e que não precisa ter a agenda 100% lotada, mas apenas um bom movimento que te dê um retorno mensal razoável, é provável que você não precise aplicar todos os passos e processos que propusemos até agora. Você vai começar a executar determinadas melhorias e vai perceber que, antes de implementar todas elas, seus resultados atingirão um patamar satisfatório. E se é esse o seu critério de sucesso, comemore. Cada um vive a vida que gostaria e não deve satisfação a ninguém. Se isso vai te preencher, busque esse caminho.

Se você quer criar a melhor clínica da sua região, que vai ser a referência na sua especialidade, que vai ser o berço da inovação em saúde de sua região, que vai faturar altíssimo e multiplicar as unidades Brasil afora, levando seu propósito para cada vez mais pessoas, é provável que você precise de muita ajuda além de tudo o que falamos até então.

Você vai chegar perto da excelência e vai perceber que precisa atrair gente boa e capacitada para trabalhar ao seu lado. Você vai ver que essas pessoas serão movidas por sonhos, algumas vezes, maiores até que os seus. E aí, cabe a ajuda de profissionais com mais experiência para te ajudar a seguir o seu caminho.

O grande problema está em achar que é possível ser muito grande se importando pouco. Esse caminho não costuma ser verdade.

Para criar um negócio de alto impacto, além de um bom propósito e uma grande visão (e além de bons processos e uma boa metodologia), você vai precisar também de uma boa cultura, que potencializa suas ações e deixa mais simples a forma de se atuar.

Cultura empresarial e retenção de talentos

Cultura empresarial é um conjunto de valores, hábitos e crenças compartilhados por seus integrantes e que auxilia na tomada de decisão e no direcionamento das ações de cada um deles. Quando você tem um negócio que depende da excelente execução em todas as pontas, como é o caso de uma clínica de alto desempenho, você precisa disseminar para as pessoas que trabalham com você a forma como você enxerga o seu negócio.

É extremamente importante que as pessoas tenham o máximo de contexto, o quanto antes. Quando você passa a compartilhar seus valores e objetivos com seus colaboradores, você ganha algo muito mais importante do que funcionários: você ganha cúmplices.

As pessoas mais qualificadas que conheço jamais trabalhariam para uma clínica que tem como único objetivo de negócio gerar lucro para os sócios. Grande parte dessas pessoas, no entanto, trabalharia em uma clínica que tem como objetivo ser a clínica mais moderna no tratamento do glaucoma e que investisse o que pudesse em pesquisa e desenvolvimento de tecnologias para tratamento desses pacientes.

Somado a isso, poucas das pessoas mais qualificadas que conheço trabalhariam em um lugar em que só seguem ordens e possuem pouca autonomia. A maior parte trabalharia em lugares que incentivam o pensamento crítico e compartilham a tomada de decisão.

Portanto, para que você atraia talentos e consiga que seus valores sejam aplicados no contato com seus pacientes, mesmo quando você não está presente, é preciso ter uma empresa com um pouco mais de personalidade e vida. É preciso que ela tenha ambições maiores, que realmente motivam as pessoas que trabalham com você.

Para que você atinja a excelência, vai precisar de ajuda. Você vai precisar de atuação em alto nível de seus funcionários em todos os pontos de contato com seus pacientes. Do "bom dia" dado no telefone à excelente execução de tarefas rotineiras, como o preenchimento de cadastros. Para que isso seja uma verdade, você vai precisar dedicar uma boa parte do seu tempo no enraizamento dessa nova forma de atuar nos seus colaboradores.

Determinadas coisas não acontecem sozinhas. Uma empresa não vai se tornar excelente só porque você quer e exige isso de seus funcionários. Ela vai se tornar excelente quando você vive um sonho que é compartilhado com todos. Na verdade, sua empresa só será excelente quando o sonho não for apenas seu.

Como atingir a excelência

Portanto, uma clínica de excelência é aquela que parte de bons valores. Que possui uma grande ambição. Que tem uma causa de grande impacto.

Uma clínica de excelência possui processos extremamente bem estruturados. No entanto, nessa clínica, as pessoas executam os processos com cuidado não porque são obrigadas, mas porque acreditam que eles são os melhores processos existentes. Elas participam da definição dos processos e se sentem parte do todo. Elas usam tecnologias de ponta em todos os processos e não ficam com a sensação de que estão ficando para trás.

Uma clínica de excelência possui métricas claras e não terceiriza a responsabilidade pelos seus números. Ela pede ajuda para identificar os seus problemas e recebe orientações de forma aberta para resolvê-los. Ela envolve os fornecedores em seus processos de melhoria contínua e não apontam dedo em busca de culpados. Elas atuam em conjunto e respeitam o trabalho de seus colaboradores. Elas escutam seus pacientes e buscam sinceridade, não massagem em seus egos.

O grande legado que você vai gerar para o mundo não é o financeiro. O dinheiro, no fim das contas, importa muito pouco. Falo isso com a consciência de alguém que pagaria qualquer valor para não ter uma perna amputada ou para não morrer por falta de um tratamento adequado. O legado que você vai gerar é uma infinidade de pacientes extremamente felizes e que serão eternamente gratos à sua dedicação, como eu sempre serei ao meu médico.

Portanto, não deixe que seu ego ou que a negligência te impeça de atingir resultados extraordinários daqui pra frente, especialmente se você é um bom profissional, tecnicamente. Se você é ruim, esqueça todos esses conselhos.

Uma Jornada de Desafios Pela Frente

Ao longo dessa jornada, você pôde perceber que a tecnologia é e será cada vez mais uma grande parte do nosso cotidiano. Os limites e barreiras ao avanço tecnológico serão quebrados em velocidade recorde, década após década.

Nessa jornada, novos acontecimentos improváveis irão mudar o curso das relações humanas, várias vezes. Só não sabemos quando e onde, mas é certo que eventos gigantescos acontecerão pela frente, no setor saúde. A cada novo ciclo, novos negócios surfarão as ondas de inovação e se posicionarão no topo da cadeia alimentar.

O mercado será cada vez mais competitivo, mas a liderança estará, provavelmente, com aqueles que souberem se posicionar de forma diferenciada e impactante. Os negócios em saúde serão cada vez mais profissionais e o amadorismo vai deixar de ter espaço.

Clínicas com diferenciais claros, consistência nos processos e na entrega de valor para os pacientes se tornarão referências em suas regiões. A audiência e a alta qualidade de prestação de serviços ditarão quem terá sucesso e quem não terá. E a capacidade de adaptação dos negócios vai fazer com que uma audiência seja mais perene ou mais volátil.

O universo digital será sempre mais relevante e a jornada de saúde vai ser cada vez mais *Online*. As tecnologias em nuvem dominarão o futuro e a conectividade vai aumentar, se tornando cada vez mais orgânica.

A tendência é que os oportunistas caiam ao longo dessa jornada e que aqueles que empregam estratégias saudáveis de longo prazo se destaquem em seus mercados. As clínicas que mantiverem o ouvido atento ao que seus clientes dizem irão sempre estar um passo à frente da concorrência. As clínicas que tiverem maleabilidade para melhorar os seus processos terão sempre um tempo de resposta compatível com a expectativa do mercado. As clínicas que atingirem a excelência certamente se expandirão e abocanharão grandes fatias de mercado.

As ferramentas de suporte aos negócios serão sempre diferentes e as tecnologias se tornarão obsoletas com maior velocidade. Os profissionais mais preparados para as mudanças se beneficiarão desses ciclos cada vez mais curtos. E a forma mais efetiva de competir com os cada vez mais numerosos nativos digitais é ser um adotante o mais inicial possível de todas as novas tecnologias com potencial para determinado mercado. Isso será cada vez mais fácil para aqueles que tiverem esse comportamento digital como hábito e não como obrigação.

Com processos claros, maleáveis e com foco na experiência do paciente, veremos o surgimento de clínicas com times cada vez mais fortes e engajados em suas causas. Veremos pessoas com orgulho de compartilhar essas causas e participar dessas organizações. Veremos culturas de altíssimo desempenho transformarem os mercados de saúde.

E talvez o mais importante: com mais tecnologia, mais maleabilidade, mais qualidade, mais consistência e mais gente excelente e motivada, teremos mais pacientes engajados com suas condições de saúde, buscando ajuda em etapas mais iniciais de diagnósticos e com melhores possibilidades de desfechos positivos.

Por fim, obviamente, teremos também mais pessoas trabalhando na busca de inovações tecnológicas para auxiliar a resolver novos problemas que certamente iremos criar, como, por exemplo, o aumento de pacientes idosos com problemas crônicos de saúde.

Espero que aquela segunda versão de você, nascida ontem, no início desse livro, se espante com o fato de que antes as pessoas viviam em média menos de 150 anos. Espero que ela se choque com o fato de que maus profissionais conseguiam ter impacto na vida de várias pessoas. Espero que ela se choque com o fato de que as clínicas, antes, não eram digitais.

Como um verdadeiro apaixonado pela dinâmica dessas clínicas de alto desempenho, que levam mais saúde para mais pacientes, me sinto mal por ter chegado até o fim. Não o fim do assunto, pois ele não se esgota. Mas ao fim da programação deste livro.

Daqui pra frente, está nas suas mãos a responsabilidade de tomar as ações que você considera ideais para materializar a sua visão e o seu propósito, em sua clínica.

Como dar o primeiro passo

Nesse momento, você tem uma de três opções para prosseguir.

A primeira é negar que estamos em um mundo mais dinâmico e negar que existam clínicas investindo para se tornarem mais digitais, todos os dias. Nesse caso, você vai continuar fazendo as coisas da forma como sempre fez. E pode ser que isso funcione por muito tempo. Mas, como você viu, pode ser que um cisne negro abale a estrutura do seu negócio. Às vezes esse é um risco que você está disposto a correr. No entanto, por ter chegado até aqui, acredito que não seja essa sua intenção.

A segunda opção é buscar formas diferentes da que propus neste livro para resolver os mesmos problemas. Nesse caso, tenho certeza que você vai conseguir ir muito mais além, afinal, essa não é a única forma de fazer as coisas, como te disse. Tome cuidado apenas com o excesso de tempo investido em ações possivelmente ineficazes. Recomendo também que não invista seu capital antes de ter bastante consciência de onde e como você quer chegar, e sem antes conversar com muita gente mais experiente que você. Também não te recomendaria fazer isso sem uma metodologia clara, que te coloca em um trilho.

A terceira opção (a minha recomendação) é repassar por esse conteúdo, agora de forma mais expressa, criando seu próprio manual de implementação, como um verdadeiro *Checklist*. Depois disso, recomendo que você comece a aplicar na prática os passos aqui propostos. É certo que, ao conduzir dessa maneira a sua estratégia, você vai perceber pontos que não funcionam no seu caso e outros que nunca ninguém antes pensou em aplicar e que podem te gerar muitos resultados. Quando isso acontecer, você vai perceber que o pensamento processual te fez muito bem.

A minha mensagem final é simples: se você se considera um profissional dedicado, atualizado e bom, você não pode se dar ao luxo de criar um negócio de baixo impacto.

As pessoas precisam de grandes causas para apoiar e defender. Pacientes precisam de mais profissionais de saúde engajados e que defendam seus interesses. Eles precisam que os bons serviços consigam um maior impacto.

Se você acredita que agora você é mais capaz de criar algo maior do que aquilo que sempre planejou, o meu objetivo de vida, que é gerar mais impacto na saúde de mais pacientes, está sendo indiretamente realizado.

Nesse caso, minha maior recompensa seria a sua ajuda para divulgar esse conteúdo para mais colegas.

Como você pode fazer isso? Indicando o livro Clínicas Digitais em suas redes sociais e deixando sua opinião sobre ele nas principais livrarias digitais. Te agradeço muito por isso!

Agora é a hora de começar. Te desejo uma jornada agradável e uma boa dose de resiliência para se levantar à cada tropeço.

Se quiser aprofundar em alguns dos temas tratados neste livro, te convido à conhecer o seguinte Blog:

- ✓ www.clinicasdigitais.com/blog

Ainda, não esqueça de resgatar seu bônus por ter adquirido o livro Clínicas Digitais no seguinte link:

- ✓ www.clinicasdigitais.com/bonus

Obrigado pela oportunidade de compartilhar!

Agradecimento

Agradeço a todos os clientes do iMedicina que muito colaboraram com as informações e dados que inspiraram a escrita deste livro.

www.ingramcontent.com/pod-product-compliance
Lightning Source LLC
Chambersburg PA
CBHW030610220526
45463CB00004B/1243